A型小將の輕盈瘦身術

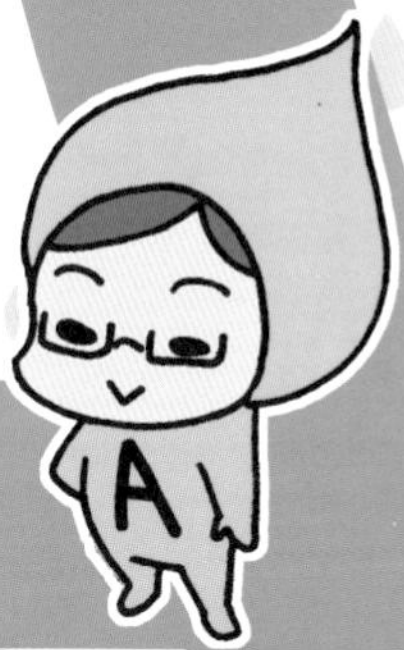
感謝爸媽！
我是**愛吃飯**的A型！

作者 中島旻保

譯者 張智淵

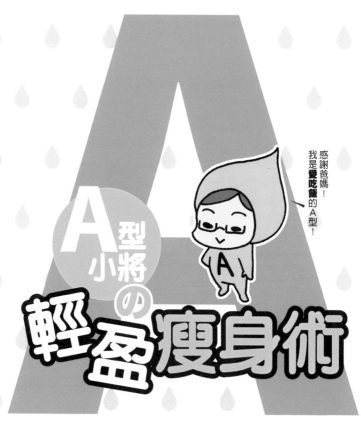

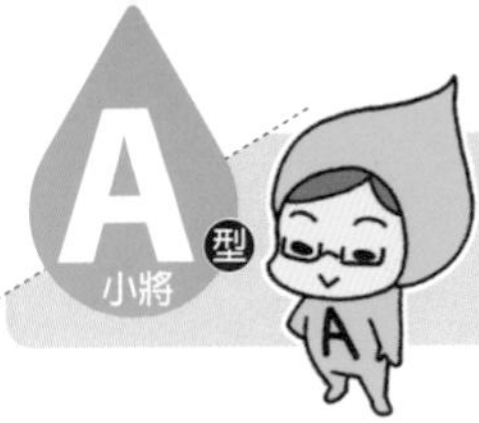
A
小將
型

「常見」的NG瘦身術

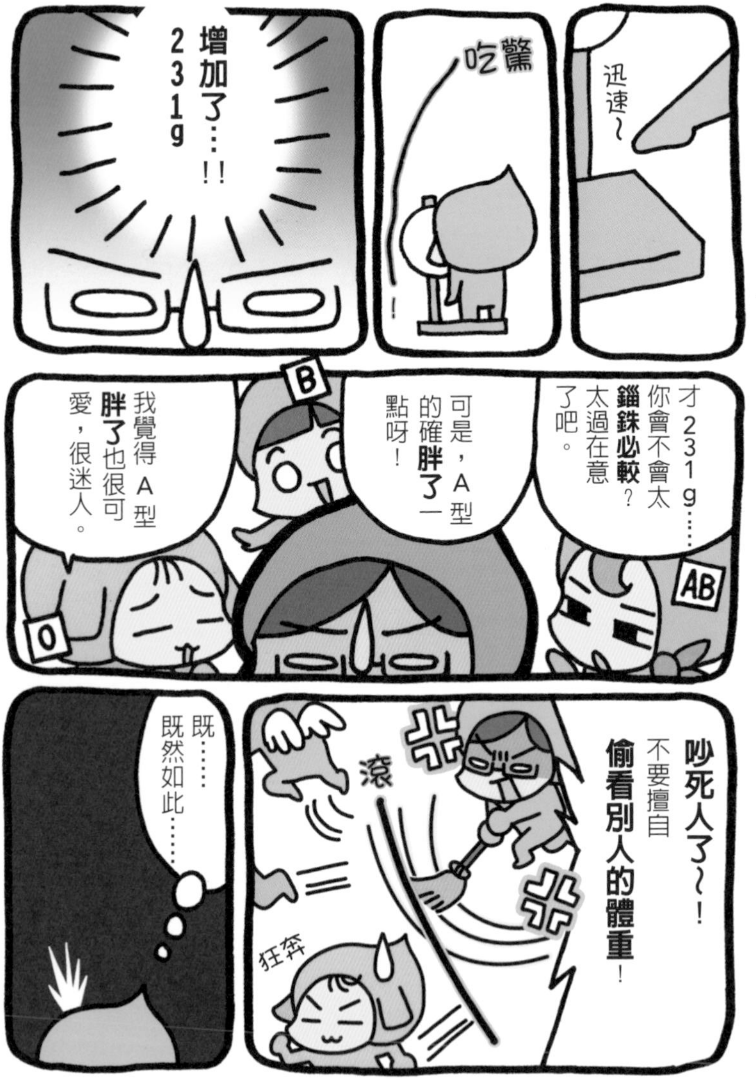
迅速~
吃驚
!
增加了……!!
231g
才231g……
你會不會太錙銖必較？太過在意了吧。
AB
可是，A型的確胖了一點呀！
B
我覺得A型胖了也很可愛，很迷人。
O
吵死人了~！
不要擅自偷看別人的體重！
滾
狂奔
既……
既然如此……

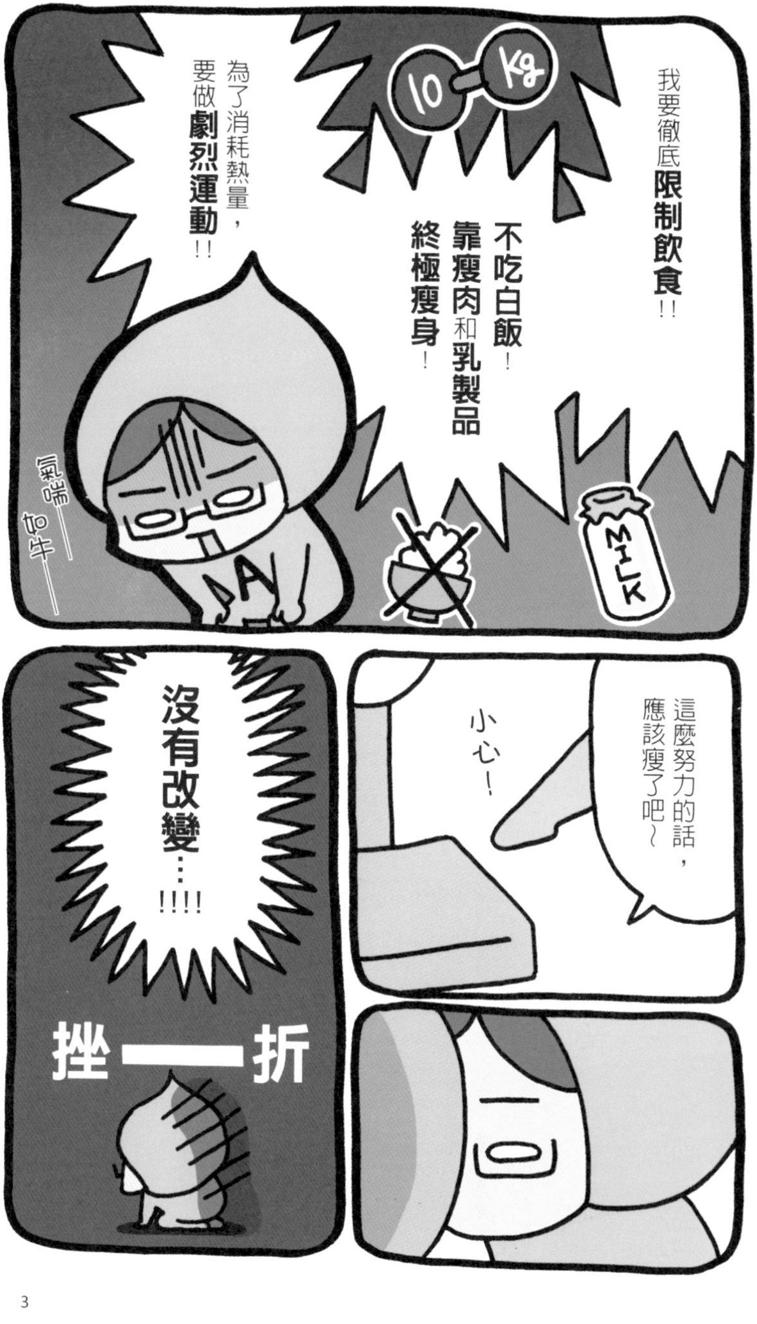

我要徹底**限制飲食**!!
不吃白飯!
靠瘦肉和**乳製品**
終極瘦身!
10 Kg
為了消耗熱量，
要做**劇烈運動**!!
氣喘如牛
MILK
這麼努力的話，
應該瘦了吧～
小心!
沒有改變……!!!!
挫——折

A血型瘦身術
A型小將輕盈瘦身術

Contents

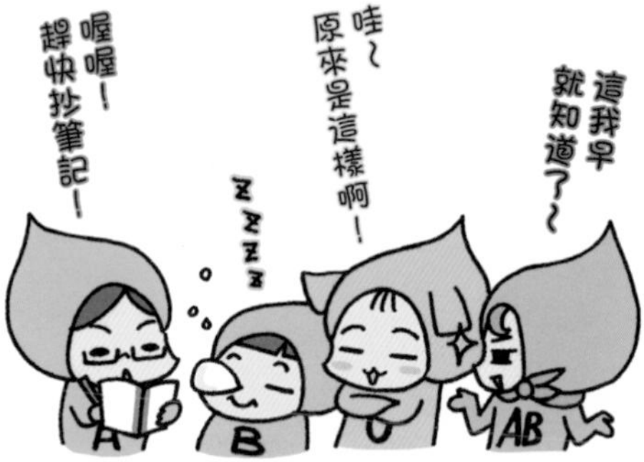

第3章 透過飲食實踐！A型小將瘦身術

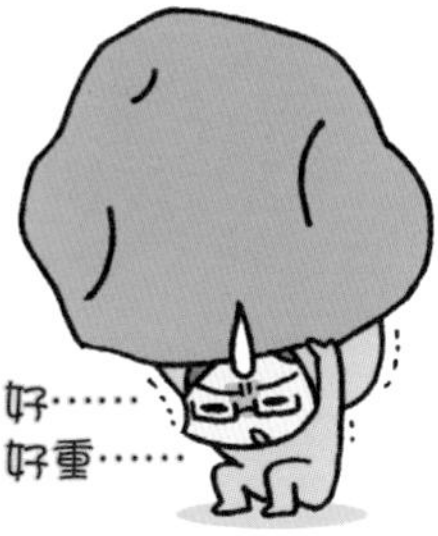

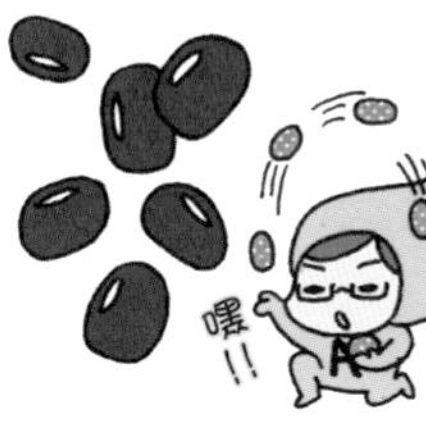

第4章 A型小將的生活習慣瘦身術

Column

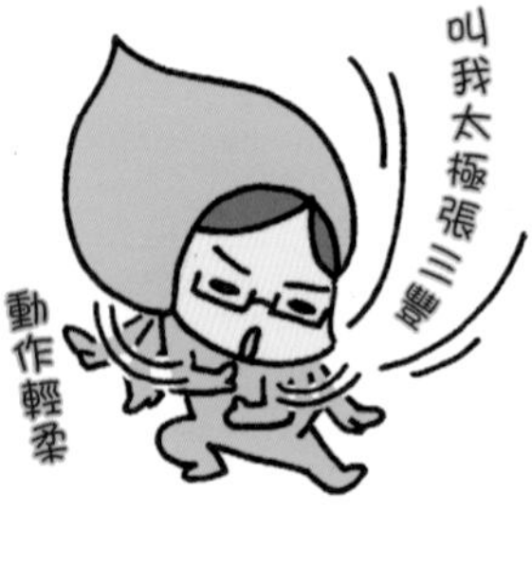
叫我太極張三豐
動作輕柔

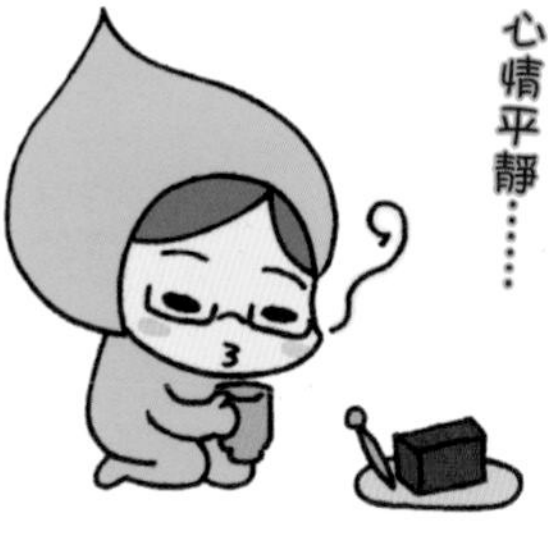
心情平靜……

1

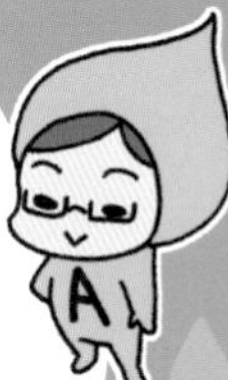

血型和身體之間令人意外的關係

血型基本上分成 A、B、O、AB 四種，每個人身上都流著其中一種血液。其實，「血型」掌握了瘦身的關鍵。採取「血型瘦身術」能夠塑造健康的身體以及迷人的體態。首先在這一章解說其理論基礎。

理論 1

血型不只決定個性！

瘦不下來說不定是因為血型！

「那個人吃得比我多很多，為什麼不會發胖呢？」

「為什麼電視上熱烈討論的○○瘦身術，對我不太有用？」

你是否曾經像這樣感到疑惑？

即使吃相同的分量、相同的食物，有的人會發胖，有的人不會發胖。就算實踐○○瘦身術，有的人瘦得下來，有的人瘦不下來。為什麼會產生這種差異呢？

那是因為人各自具有不同的體質。

A一吃肉，腹部馬上就會囤積脂肪。可是，B一吃肉，代謝率就會提高，身體狀況也會變好。這種案例並不罕見。如果體質不同，就不能採取一樣的瘦身術。

「那麼，該怎麼做才能知道自己的體質呢？」

關鍵就在於「血液」。

人透過血液流動維持生命。血液會將氧氣和營養素帶到全身，促進身體健康，因此血液決定了一個人的體質。然而，

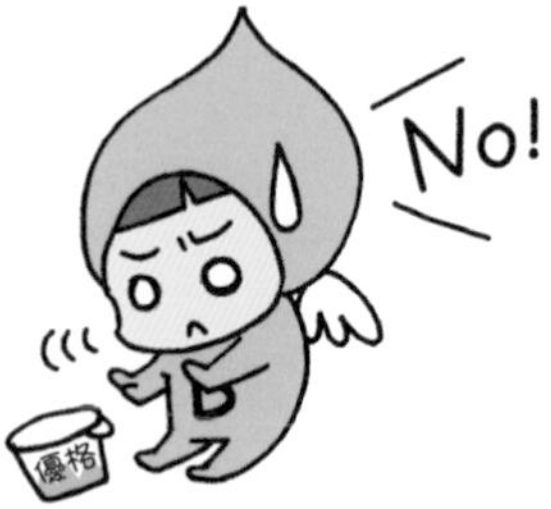

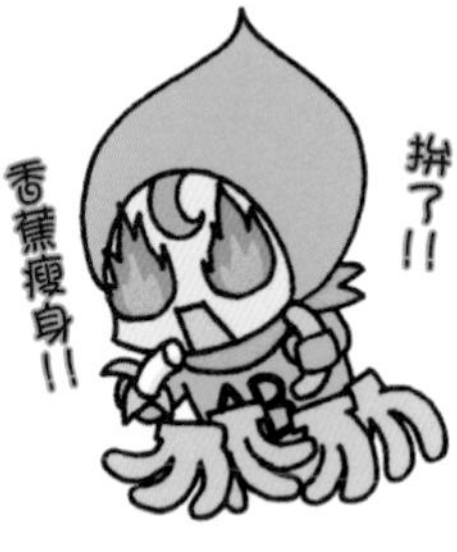

若想分析血液，檢查所有食材是否適合自己，勢必要花一筆龐大的費用。更何況就現實而言，不可能為了瘦身而去做血液分析。

因此，應該關注的是**「血型」**。

美國從以前就廣泛地研究透過血型區分體質的方法。A型的人吃什麼容易發胖、吃什麼不容易發胖？B型、O型、AB型的人又是如何……等各種血型的差異。

本書中的「血型瘦身術」是將奠定於這種研究結果的飲食療法，予以改良。不必想吃什麼卻強迫自己克制，或者減少飲食量。**只要注意盡量選擇適合自己血型的食材，飲食均衡即可**。

如果實踐這種瘦身術，你的身體會慢慢變得既「健康」又「緊實」，並在「不知不覺間」，感受到體重「自動」下降。

許多想瘦身的人，會先在意吃的「量」。然而，在瘦身過程中，真正重要的不是「量」，而是「質」，也就是吃的內容。

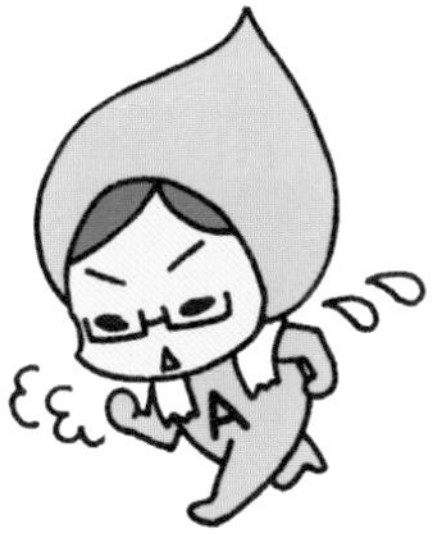

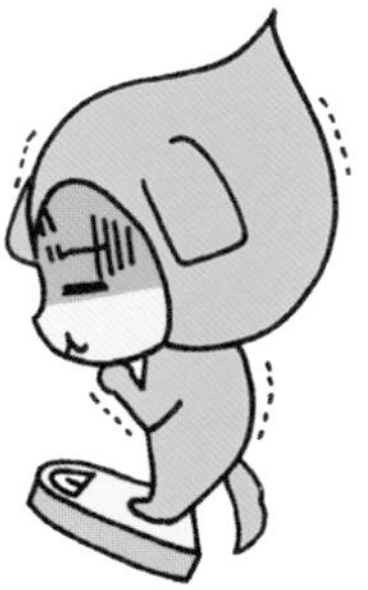

血型瘦身術不刻意、不勉強，才能持之以恆！

本書中解說的「血型瘦身術」是透過選擇食材食用，達到讓身體更健康的目標。透過這麼做，會**從體內活化身體**，以**身體原本具有的力量，自然提高代謝率**。結果，不必強迫自己克制、刻意減少飲食量就能自然地瘦下來，而且不用擔心會復胖。

或許有人會認為：「我之前不管怎麼努力都沒用，我才不相信不克制食慾就能瘦下來。」限制飲食、極端地降低攝取熱量的「斷食瘦身術」，復胖的可能性非常高。然而，「血型瘦身術」是以從根本調理體質為目標，大約一週後，最慢一個月後，即使沒有減少飲食量，無論是從體重或從身體的線條變化，都能看出效果。

此外，也有人在瘦身的過程中，只在意體重和BMI（身體質量指數）等數值。然而，如同每個人長得都不一樣，脂肪和肌肉的比例、骨質密度也都各不相同。數值充其量只不過是顯示你的身體狀態的一項指標罷了。

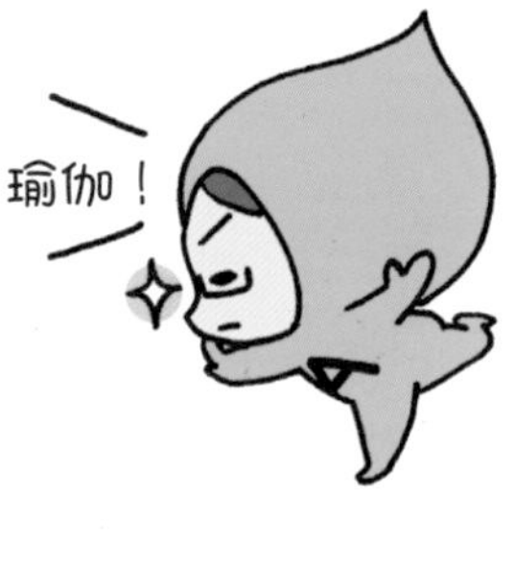

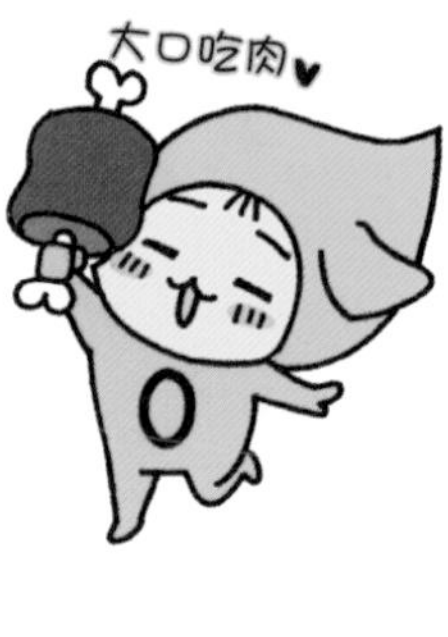

那麼，該以什麼為目標瘦身呢？

那就是**你的身體「外觀」**。

飲食生活中若是犯了一堆錯，就會造成上臂和腹部肥胖，或者瘦到皮包骨，皮肉下垂，導致體形走樣。如果不運動，只靠限制飲食瘦下來，儘管ＢＭＩ屬於瘦子型，體形也和理想相去甚遠。

也就是說，要瞭解自己的身體，比起數值，「外觀」才是最好的方法。

「血型瘦身術」中，沒有「光吃某個食材就是好的」理論，相對地，也沒有絕對不能吃的食材。光是以適合自己血型的食材為主，實踐均衡「質」佳的飲食生活，身形自然就能變得緊實。然後，達到接近滿意的理想體形。

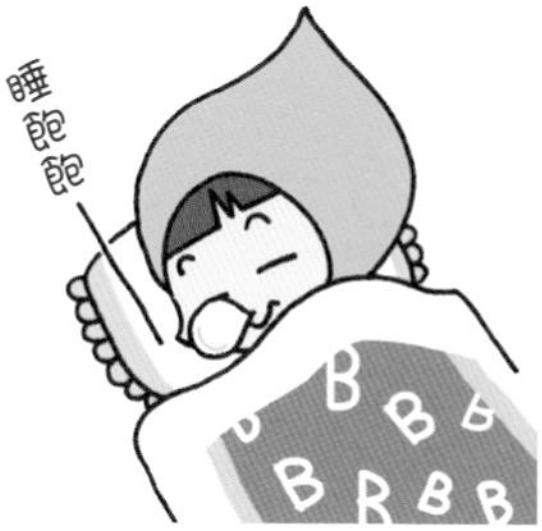

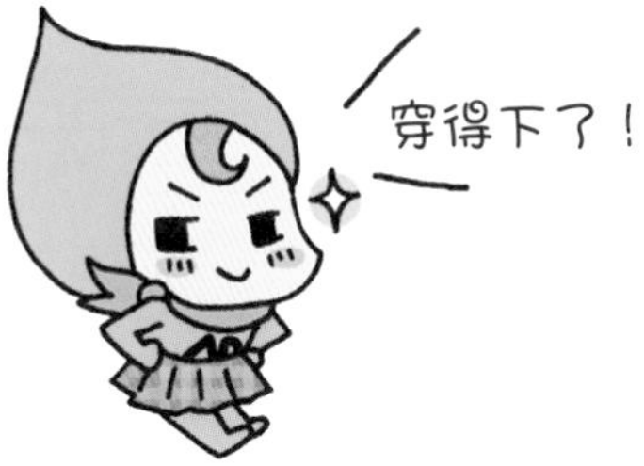

瘦身的根據在於血型的起源！

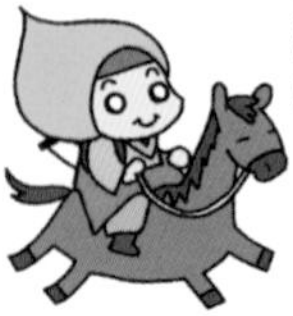

游牧民族

誕生於約 15000 年前。騎馬游牧而居，主要吃糧食的民族。

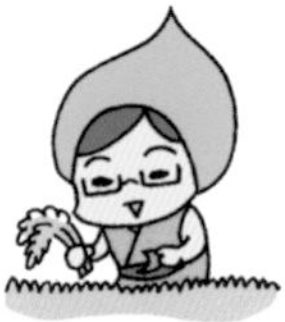

農耕民族

誕生於約 20000 年前。開始農耕，吃穀物和農產品的民族。

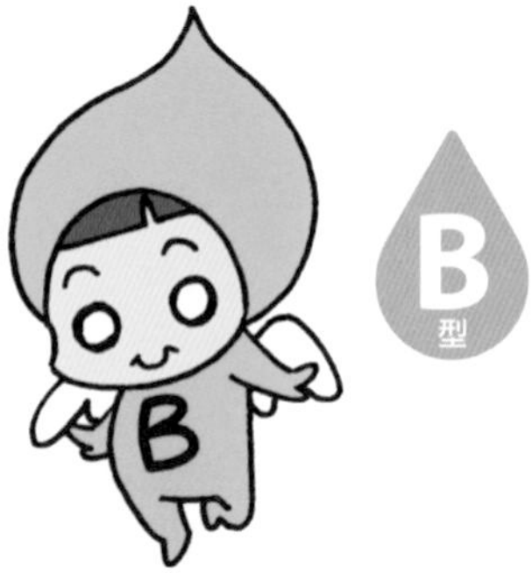

適合羊肉和乳製品的體質

繼承了游牧民族的性質，所以身體適合羊肉和牛奶、優酪等乳製品。比其他血型更易適應環境的變化，身體強壯。

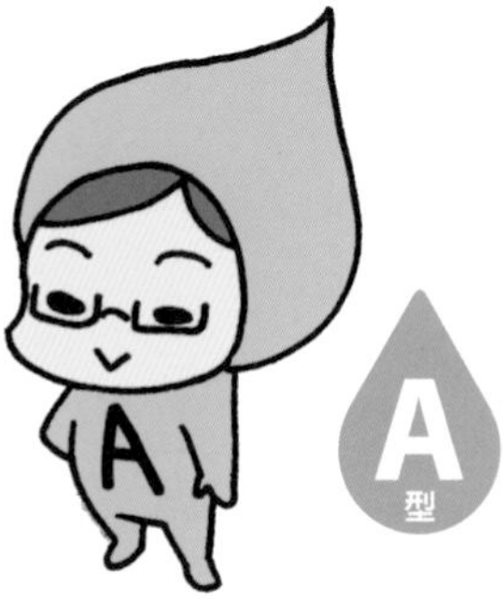

適合蔬菜和米飯的體質

日本人當中，最多的血型。具有農耕民族的性質，所以適合植物性的食物。吃蔬菜比吃肉適合、吃米飯比吃小麥適合。

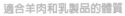

地球上最先誕生的是O型

人類的血型大致上可分類為A、B、O、AB。這四種血型和人類的進化息息相關。

世界上最多的血型是O型。約四萬年前，非洲大陸上出現了據說是現在人類祖先的克魯馬儂人。

他們幾乎都是O型，身為「狩獵民族」的他們吃肉維生。

西元前兩萬五千年至一萬五千年左右，從亞洲到中東的地區誕生了A型的「農耕民族」。他們對於穀物和農產品具有抵抗力，發展成具有和狩獵時代的人不同消化系統、免疫系統

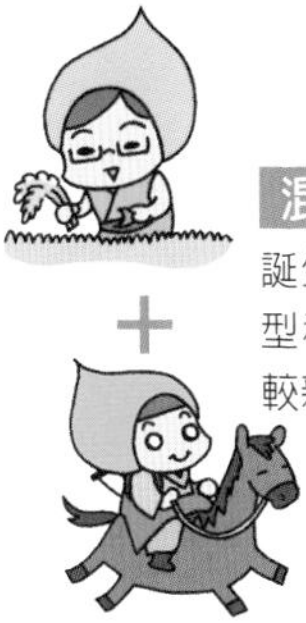

混合民族

誕生於約 1000 年前，A 型和 B 型的混血，類型較新的民族。

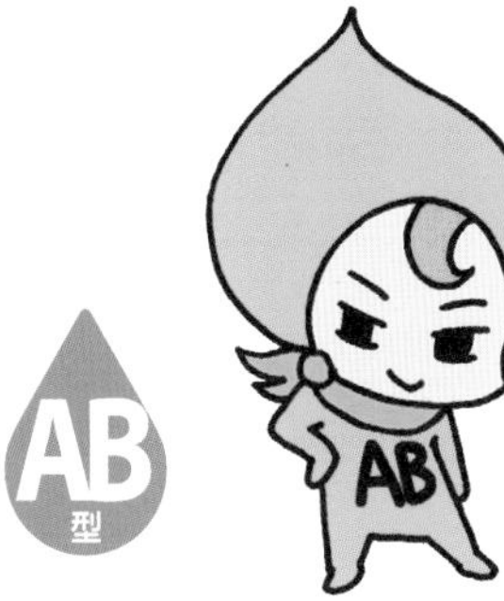

農耕＋游牧民族的體質

世界上最少、最新的血型。繼承了 A 型和 B 型雙方的性質，特徵是能夠臨機應變地因應飲食生活的變化。

狩獵民族

誕生於約 40000 年前，最早的人類。打獵維生的民族。

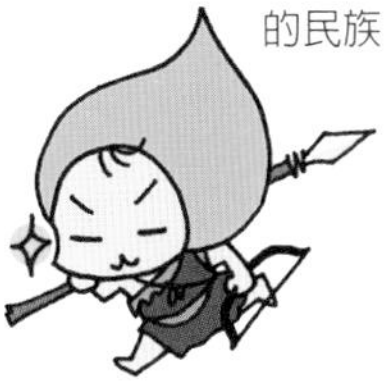

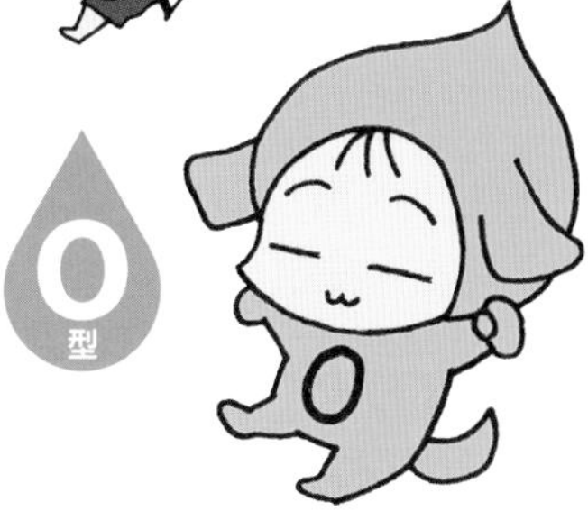

吃肉也不會胖的體質

台灣人當中，最多的血型，世界亦然。狩獵民族對於容易滋生雜菌和病毒的肉類具有抵抗力，所以 O 型吃肉也不易發胖。

的民族。

而在西元前一萬五千年至一萬年左右，在現在的巴基斯坦和印度周邊的喜瑪拉雅山岳地帶，誕生了B型的游牧民族。他們變成了從家畜的肉乾和乳製品等糧食攝取蛋白質的體質。

最後出現的是AB型。AB型在世界上非常少，不到5%，距今一千至一千兩百年左右以前並不存在，是較新的血型。AB型是經由A型和B型的混血而誕生，是「混合民族」，繼承了A型和B型雙方的特徵，可說是體質均衡的血型。

理論 2

每種血型都有適合、不適合的食物

即使吃相同的食物，也有血型不會胖

四種血型具有各自的性質，有適合的成分和不適合的成分。如果以為「對身體好」、「能瘦下來」，**每天吃不適合自己血型的食物，等於是吃下了「毒藥」，會導致身體失衡**。

「食物過敏」是指身體對於原本無害的食物產生過度反應。人的身體一旦判斷為「異物」，經常就會引發意想不到的反應。

其實，血型不同的我們，各自的身上也會發生一樣的事。即使是相同的食材，可能對於某種血型是身體的「養分」，但對於某種血型而言則是危險的「毒藥」。而不知不覺吃下的「毒藥」，恐怕會在我們沒有察覺的期間累積在身體裡，導致攝取過量。那麼，**對於自己的血型而言，什麼東西會變成「養分」，什麼東西會變成「毒藥」呢？事先知道這一點，對於飲食生活和體重管理是非常重要的一件事**。

衆人熱烈討論的瘦身術，不見得人人有效？

世上有許多號稱「只要吃 XX 就能瘦」的單一食物瘦身術。然而，也有人「吃了 XX 之後反而變胖」、「吃太多而拉肚子」。那是因為食材依血型而定，會變成「養分」，也會變成「毒藥」。如果持續採取不適合自己體質的單一食物瘦身術，有時候反而會對身體造成負面影響，千萬要小心。

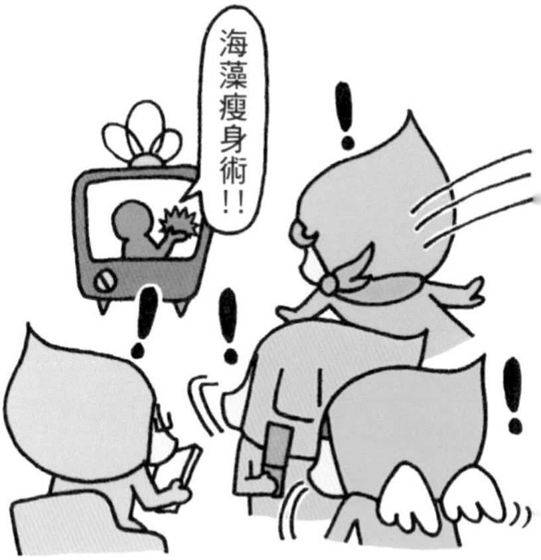

海藻瘦身術!!

即使採取相同的瘦身術……

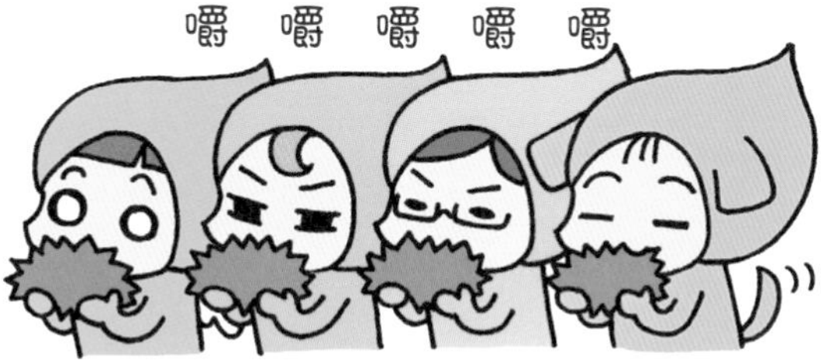

嚼 嚼 嚼 嚼 嚼

有人瘦了，也有人無效。

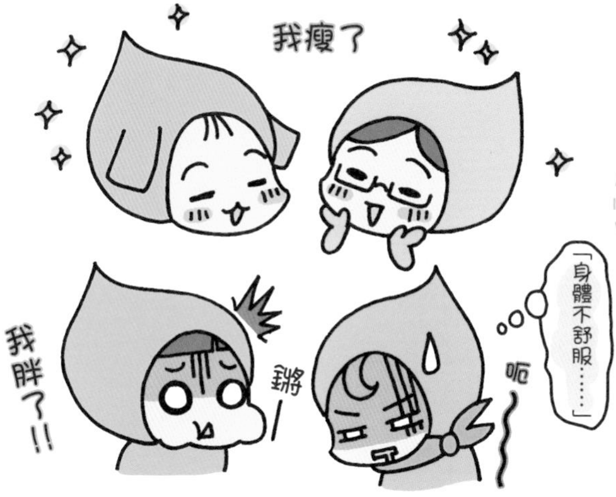

我瘦了
我胖了!!
鏘
呃
「身體不舒服……」

掌握關鍵的是食物中所含的「凝集素」

食材是否適合血型，取決於食物中常見的單一性蛋白質——凝集素，它決定了食材會成為「養分」，或者成為「毒藥」。

西元一八八八年，凝集素從可以作成蓖麻油等的原料——蓖麻籽中被發現。若是將萃取自蓖麻籽的成分和血液混合，凝集素就會發揮漿糊般的功能，使紅血球與紅血球凝集，導致血液凝集。進一步研究發現，**這種凝集反應會依各種血型而定，有的時候會發生，有的時候不會發生**。

大部分的食物中都含有凝集素，分成幾種。其中，若是大量攝取不適合自己的血型、會成為「毒藥」的凝集素，血液中的紅血球與紅血球就會凝集，產生凝集反應，血液會變得濃稠，因此容易囤積脂肪，引發浮腫、疲勞等身體不適的症狀。此外，如果血液中的中性脂肪、壞膽固醇等過度增加，血液循環不良，嚴重時會變成脂肪附著在血管壁的狀態，也可能變成「脂質異常症」，引發動脈硬化等。

如果攝取適合自己血型的凝集素，血液清澈的話，體內的所有細胞就會充分獲得適合自己身體的營養素。這麼一來，身體就會緊實，肌膚也會變得漂亮。

每種血型都有適合、不適合的凝集素！

不適合的凝集素會成為肥胖的元凶

舉例來說，香蕉的凝集素適合 B 型的體質，但不適合 A 型和 AB 型；雞肉的凝集素適合 A 型，但不適合 B 型；咖啡的凝集素適合 A 型、AB 型，但不適合 O 型。含有適合凝集素的食材會提高身體的代謝率，所以不易發胖，而含有不適合凝集素的食材會妨礙身體的機能，成為肥胖的原因。

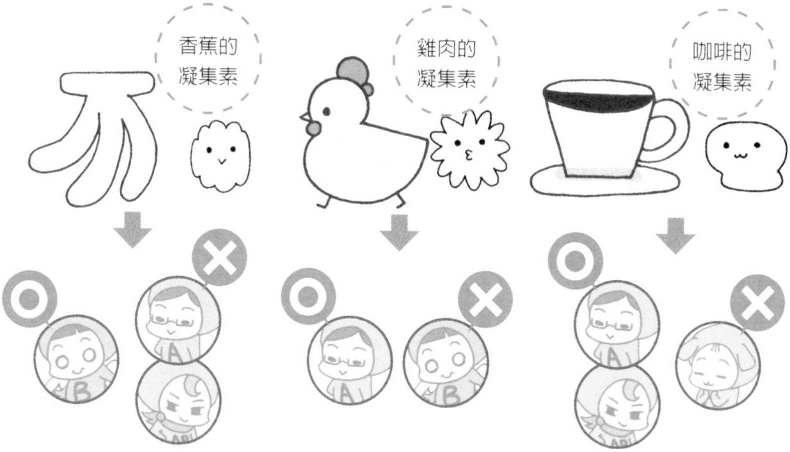

體質不適合的食物約占整體飲食量的 2～3 成

基本上，平常即使攝取不適合體質的食物，比例適當就不會有問題。舉例來說，如果平常吃 5 成「適合體質的食物」，就多吃 1 到 2 成，而如果平常吃 5 成「不適合體質的食物」，就少吃 1 到 2 成。一週內攝取「適合體質的食物」和「不適合體質的食物」的比例，請以 7 比 3 或 8 比 2 為準。

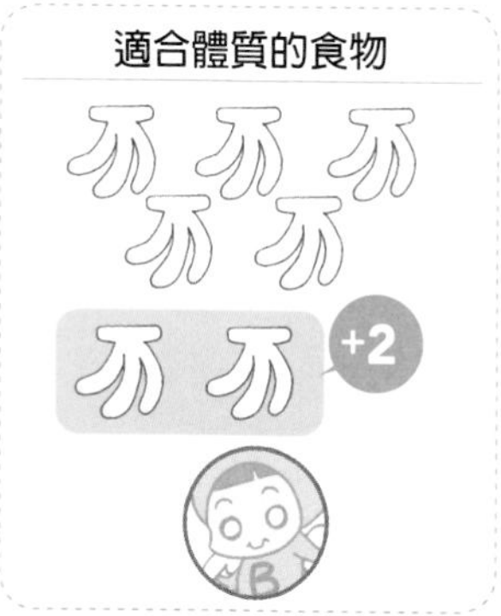

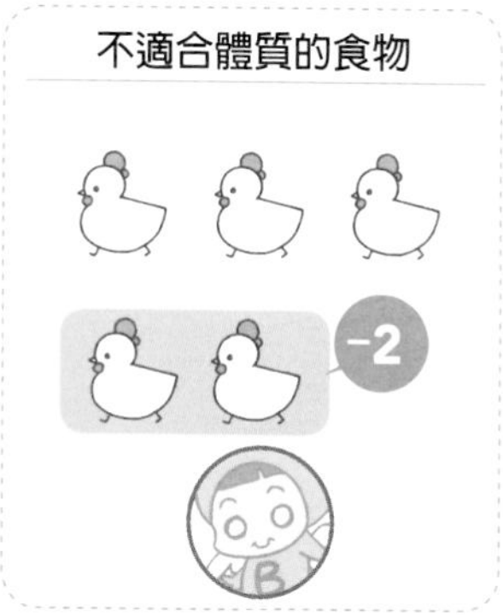

詳見 P28

理論3

你做的運動，其實並不適合你？

瞭解血型的「性質」，才能有效率地瘦下來

若能持續符合體質的飲食生活，血液的質自然就會提高，因此血流漸漸變得順暢，體內的細胞活化，排出多餘的脂肪。如果再加上運動，瘦身效果就會加倍。

世上充斥著許多被視為對瘦身有效的「○○運動」。儘管電視上強力宣傳某藝人是因此瘦下來的，那種方法也不見得對所有人都有效。為了塑造比例均衡、漂亮又健康的身體，**在選擇適合體質的食物同時，加上適合自己血型的運動也很重要**。

畢竟，運動也會依血型的性質而定，有適合和不適合的運動。A型適合舒適的運動、B型適合有益身心的運動、O型適合艱辛的訓練、AB型適合能夠放鬆的有氧運動。做對運動才會特別有效。除了飲食之外，敬請實踐適合自己血型的運動。

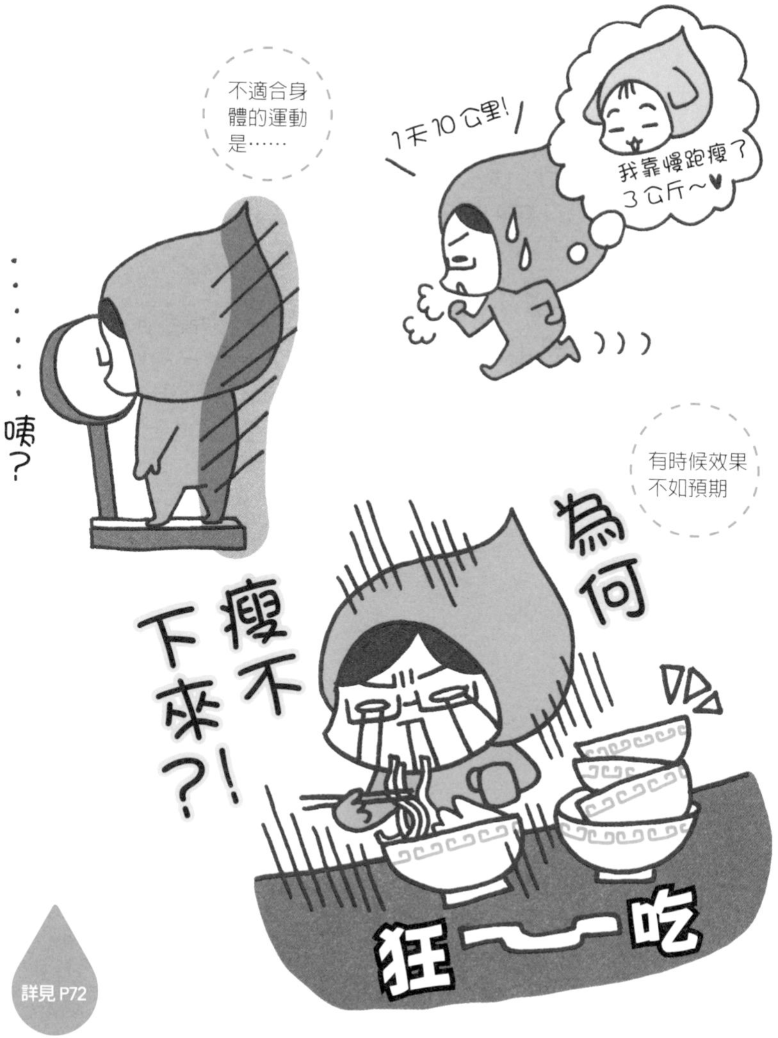
不適合身體的運動是……
……咦?
1天10公里!
我靠慢跑瘦了3公斤~♥
有時候效果不如預期
為何瘦不下來?!
狂——吃

詳見P72

運動效果也會依血型而有所不同

舉例來說，A 型小將即使每天早上做慢跑幾公里的劇烈訓練，往往也不見成效。因為「農耕民族」的A型腸胃敏感，身體容易累積壓力，而且個性認真，有過度努力的趨勢，所以艱辛的運動反而會對身體造成負擔。同樣地，其他血型也有適合與不適合的運動。

「血型瘦身術」的優點

1. 有許多食材可以吃，所以不會感覺痛苦！

如果完全不能吃喜歡的食物，持續再久也只會感到痛苦，瘦身就無法持久。「血型瘦身術」中，沒有絕對不能吃的食物。能夠吃各種食物，享受吃的樂趣，所以不會感覺痛苦，能夠持之以恆。

2. 不僅體重下降，還能塑造理想的體形！

如果採取只是減少飲食量的瘦身術，即使體重下降，也不見得能夠形成比例均衡的美麗身體線條。若是採取從體內促進代謝的「血型瘦身術」，身體線條也會變得緊實，接近理想的體形。

3. 飲食均衡，能使身心健康！

即使吃了一點對身體不好的食物，接下來幾天的飲食以對身體有益的食物為主即可！透過均衡地改善每天的飲食內容，自然會變得心情愉悅，身心越來越健康。

4. 不必勉強自己就能瘦下來，所以不會復胖！

不必想吃什麼卻強迫自己克制，所以不會產生壓力，能夠在不勉強自己的情況下變瘦。不同於只是減少攝取熱量的瘦身術，不會因為補償心理而吃太多，所以不用擔心會復胖。

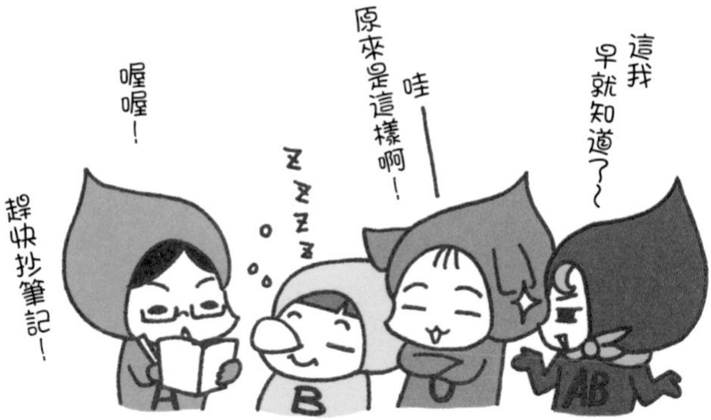

趕快抄筆記！
喔喔！
Z Z Z Z
原來是這樣啊！
哇——
這我早就知道了~~
A
B
O
AB

2

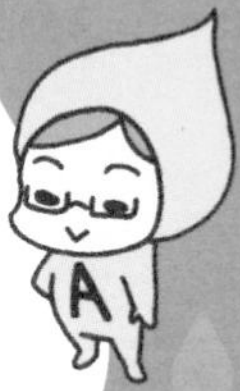

A 型小將的基本知識

A、B、O、AB 型擁有不同的祖先，基本的體質和個性也不一樣。為了更有效率地瘦身，首先要掌握自己的身體和心理的特徵。

check!!

概略分析A型小將

A 型屬於農耕民族，合群，生性認真。
是不適合吃肉和乳製品的素食主義者。
瘦身成功的重點就是「吃蔬菜」。

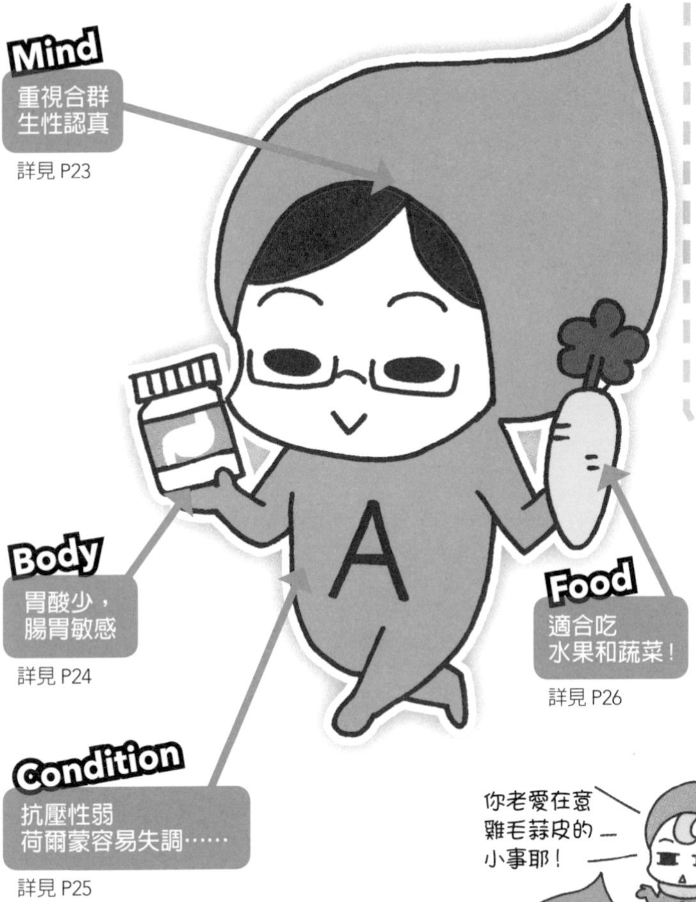
Mind
重視合群
生性認真
詳見 P23
Body
胃酸少，
腸胃敏感
詳見 P24
Food
適合吃
水果和蔬菜！
詳見 P26
Condition
抗壓性弱
荷爾蒙容易失調……
詳見 P25
A

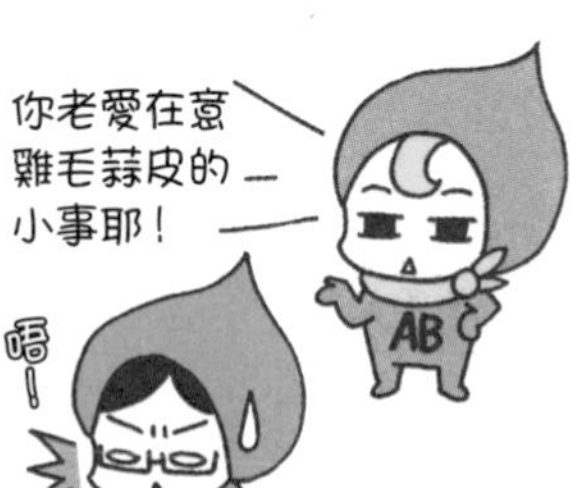
你老愛在意
雞毛蒜皮的
小事耶！
唔！
AB

Q：A型小將是什麼樣的性格？
A：認真的拚命三郎！

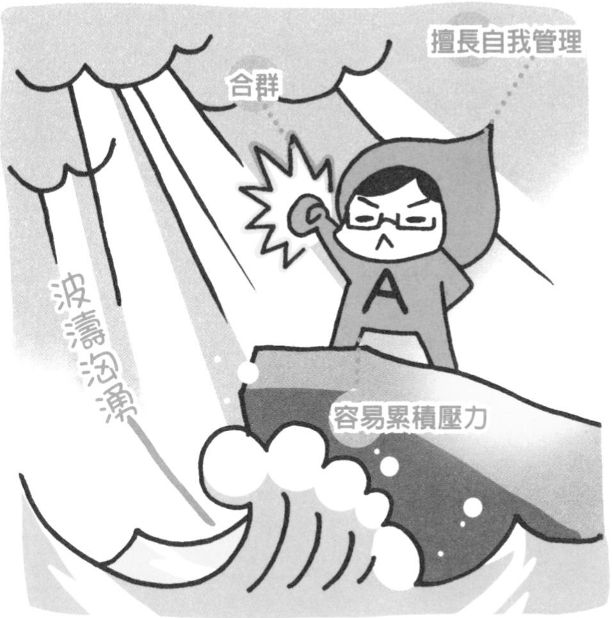

基本知識
1
A型小將是這樣的人

首先，重新回顧自己的血型性格、身體特徵、身體狀態以及心性。檢查覺得對的項目！

生性小心謹慎，按照計畫行事，首重團體規則

A型的祖先是農耕民族，生性一絲不苟、小心謹慎，習慣按照計畫執行事情。此外，因為A型是集體生活的民族，所以首重遵守規則，重視合群和禮儀。因此，有時候會忍耐不說出自己的意見，試圖配合身邊的人。

此外，一旦決定要做，就會全力以赴。結果，往往反而會累積大量的壓力。

Q：A型小將的身體特徵是？

A：不適合攝取動物性蛋白質，容易受到壓力的影響。

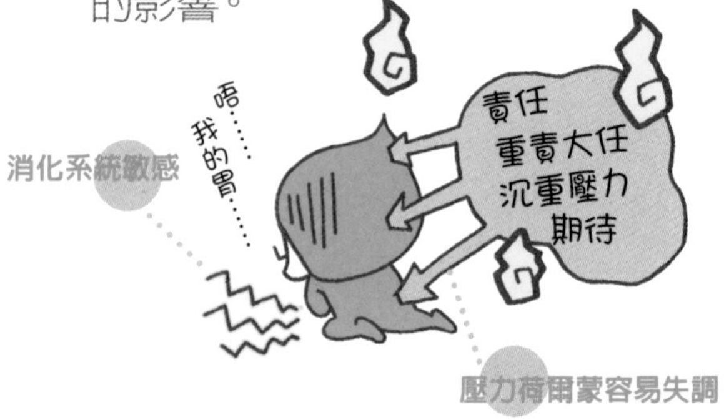
消化系統敏感
唔……我的胃……
責任
重責大任
沉重壓力
期待
壓力荷爾蒙容易失調

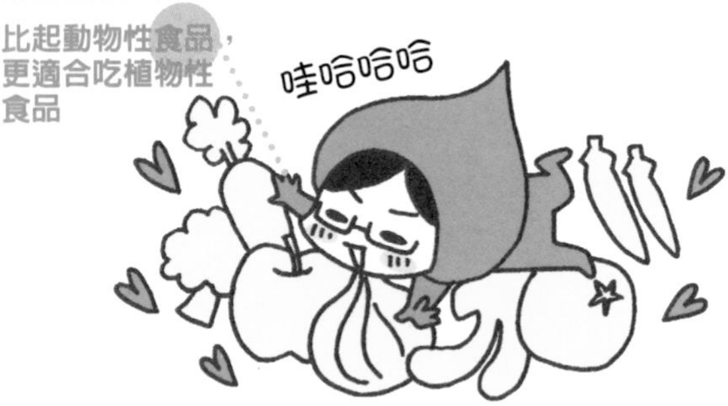
比起動物性食品，更適合吃植物性食品
哇哈哈哈

A型屬於農耕民族，吃蔬菜比吃肉適合

A型繼承了「農耕民族」的體質。農耕民族一向親自栽種、收割作物，藉此獲得糧食。可能是由狩獵民族中，無法狩獵或者體質不適合吃肉的人們演化而來。

A型擁有敏感的消化系統，比起肉類，蔬菜更適合A型的體質。O型能夠將肉類當作能量燃燒，但A型反而具有將肉類轉化為脂肪儲存起來的體質。此外，不乾淨、不新鮮的食物也容易對A型造成影響。

再者，A型的特徵是一旦受到壓力，荷爾蒙就容易失調。

Q：A型小將特別需要注意的身體狀況是？

A：要特別注意消化系統和心臟疾病！

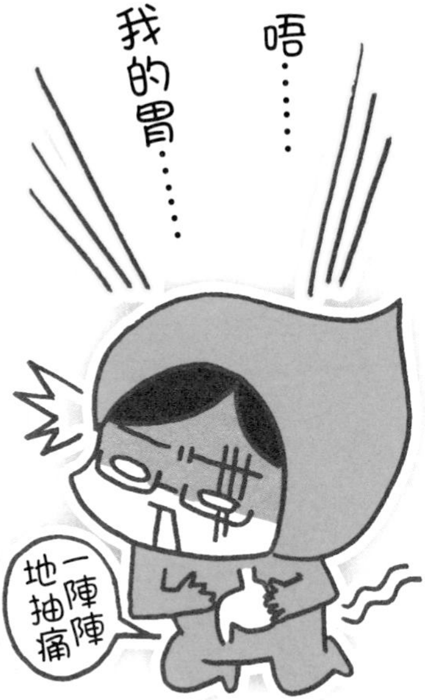

容易罹患這種疾病！

- 癌症
- 結核病
- 糖尿病
- 肥胖導致心臟機能低下
- 心肌梗塞

A型的消化系統弱，要注意肉與乳製品

A型的免疫力弱，容易罹患的代表性疾病是癌症和結核病等。此外，對於動物性食物較缺乏耐受性，吃太多肉可能會出現浮腫症狀，吃太多乳製品可能會引發心臟機能低下等。

此外，A型的胃酸少，是容易吃壞肚子的體質。為了調理腸胃的狀況，建議每天早上在溫開水中加半顆檸檬汁飲用。

再者，A型的抗壓性弱，所以不適合艱辛的運動。運動過度也可能會導致身體狀況亮紅燈，所以要注意。

Q：A 型小將的飲食特徵是？

A：以蔬菜／豆類為主的素食主義者。

基本知識 2

A型小將的飲食指南

「血型瘦身術」的重點在於入口的食物。在合理的範圍內，選擇不易發胖的食材，是邁向成功的第一步。

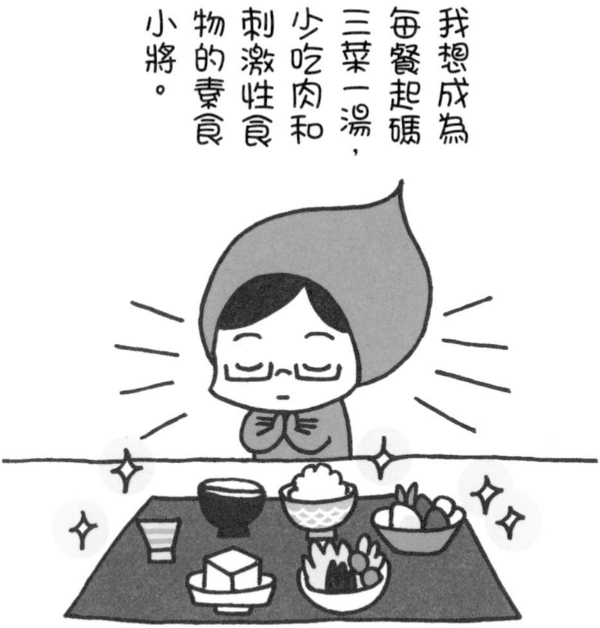
我想成為每餐起碼三菜一湯，少吃肉和刺激性食物的素食小將。

應該選擇植物性食品食用

A型適合植物性食品。蔬菜會促進A型代謝，將脂肪和老廢物質排出體外。蔬菜若和油一起攝取，會提高營養素的吸收率，所以即使A型的體質不太需要油分，也建議適量攝取含油的蔬菜料理。

此外，對於A型而言，含有優質植物性蛋白質的食材是珍貴的蛋白質來源，所以要多加食用豆腐、納豆等黃豆食品及花生、杏仁等堅果類。

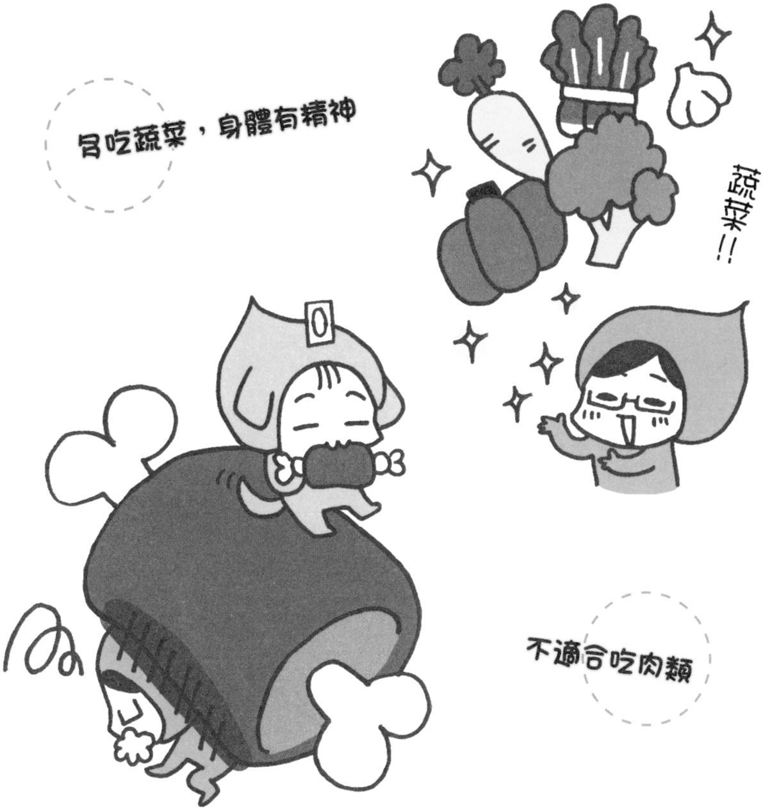
多吃蔬菜，身體有精神
蔬菜!!
0
不適合吃肉類

盡量避免動物性食品

A型小將應該盡量避免肉類和乳製品等動物性食品。

無論如何都想吃肉時，請選擇雞肉。這種情況下，盡量以火直接燒烤或利用烤箱料理。此外，因為不適合吃乳製品，所以記得以豆漿代替牛奶。

再者，因為火腿、義式臘腸、香腸等加工食品含有亞硝酸鹽，若是胃酸少的A型小將食用，罹患胃癌等危險性就會提高，最好盡量別吃。而辣椒和胡椒等刺激性調味料也要節制。

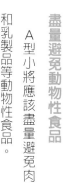

基本知識

3 適合與不適合的食材

易發胖、不易發胖的食材會依血型而有所不同。如果注意選擇適合身體的食材，就能提高瘦身效果！

Bad! A型小將「易發胖」的蔬菜

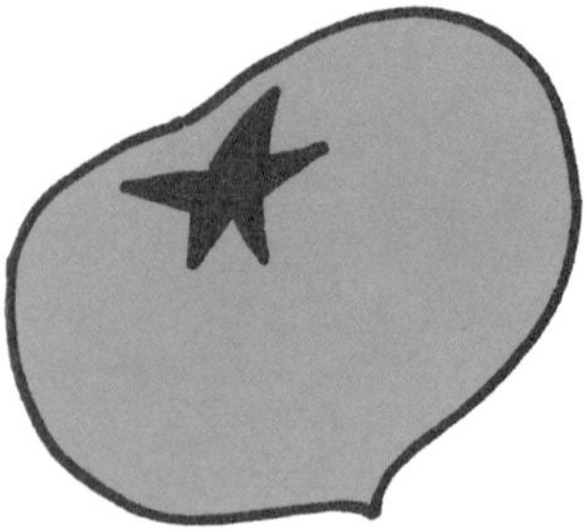

番茄
凝集素具有高度的凝集反應，會對消化道造成負面影響。

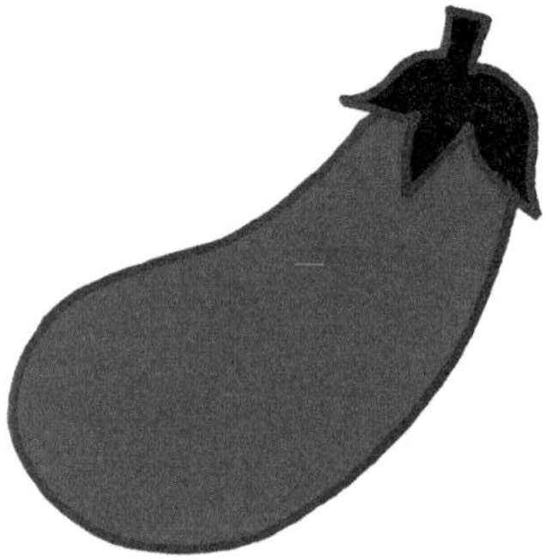

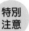

特別注意

茄子
和番茄一樣，凝集素具有高度的凝集反應。

不適合體質的蔬菜，要注意別吃太多

A型最適合吃蔬菜，但其中也有不適合A型體質的蔬菜。尤其是番茄和茄子，會對身體造成負面影響。A型小將一旦吃下這些蔬菜，它們的凝集素就會產生高度的凝集反應，對消化道造成負面影響，所以要注意別吃太多。此外，A型對於馬鈴薯、地瓜、山藥等薯類的凝集素，也會產生過敏反應。請仔細斟酌用量。

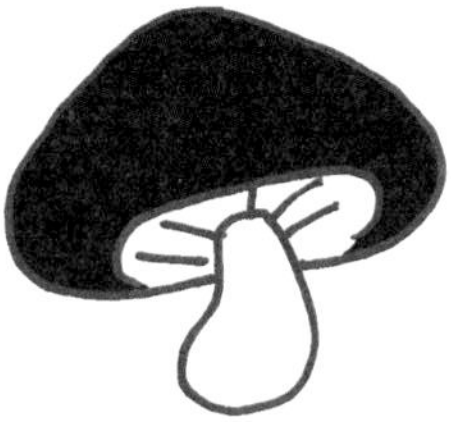

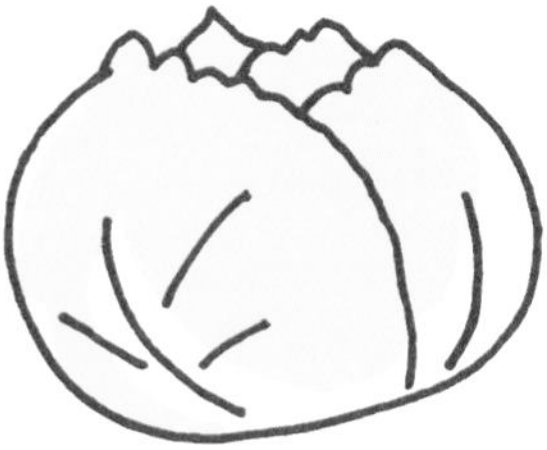

高麗菜、紫高麗菜

油菜類的蔬菜會導致甲狀腺機能障礙。

香菇

菇類當中，特別容易引發過敏的一種。

馬鈴薯

A 型對馬鈴薯所含的凝集素會產生過敏反應。

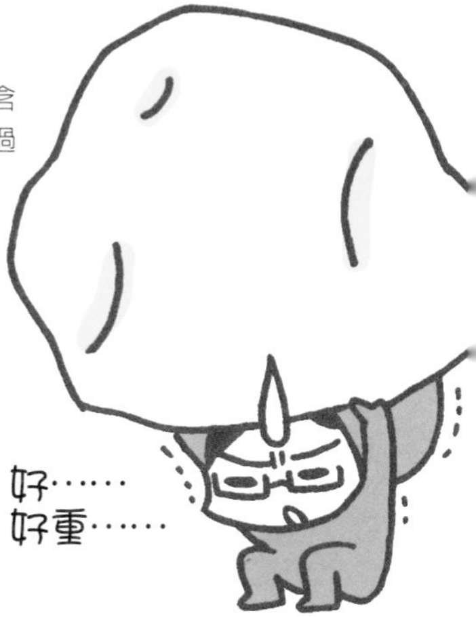

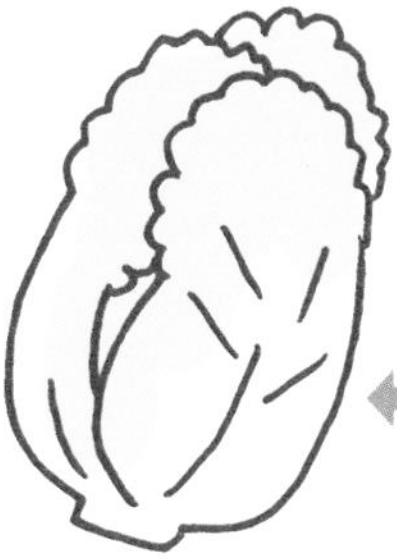

白菜

雖然是國人常吃的食材，但含有會對 A 型造成負面影響的凝集素。

地瓜／山藥

它們所含的苯丙氨酸會降低脂肪燃燒酵素的機能。

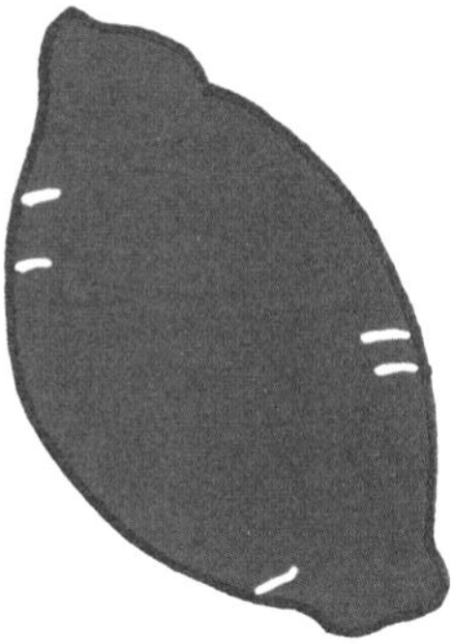

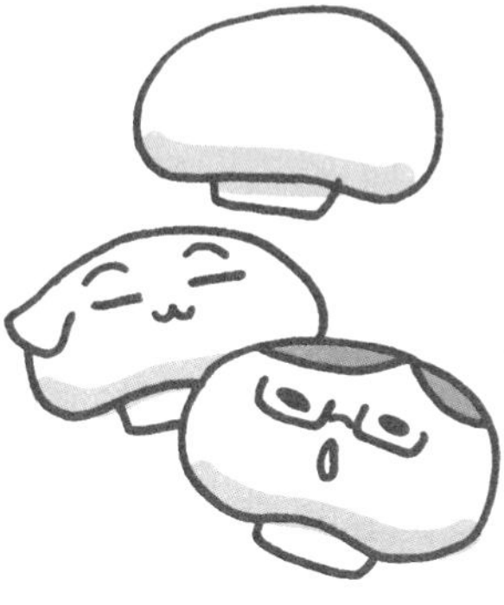

蘑菇

會抑制具有致癌性的凝集素，但對血液具有高度的凝集反應。

Good! A型小將
「不易發胖」的蔬菜

大蒜

堪稱天然抗生素的食材。對於消除疲勞很有效。

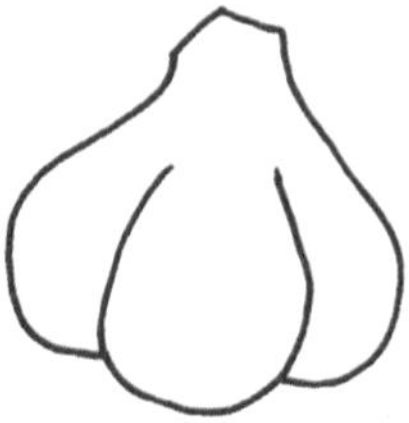

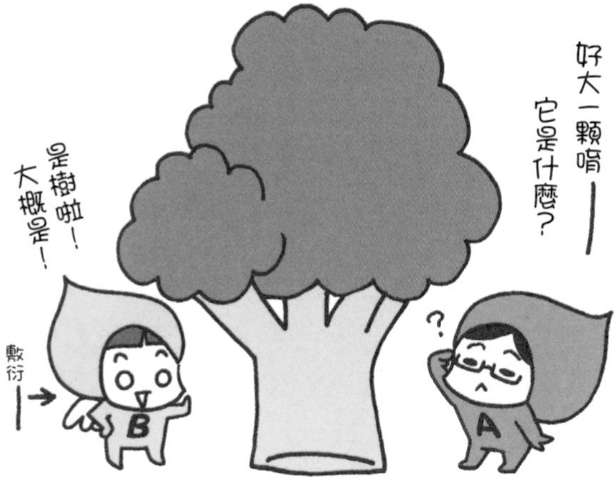
好大一顆唷——
它是什麼？
是樹啦！
大概是！
敷衍
B
A

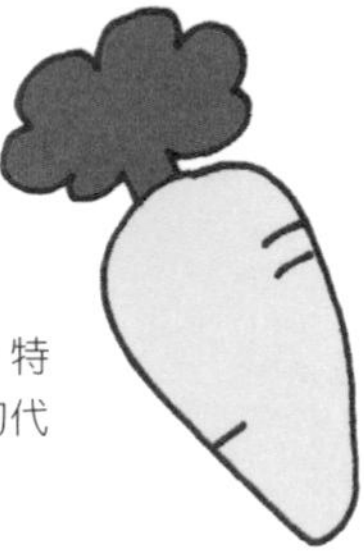

胡蘿蔔

黃綠色蔬菜當中，特別適合A型體質的代表性食材。

特別推薦

青花菜

具有抗氧化作用。有助於提升免疫系統的機能。

食用各種蔬菜，從體內環保做起

富含礦物質、酵素和天然抗氧化劑的蔬菜，是A型的飲食生活中不可或缺的食材。要食用各種蔬菜，促進身體的代謝，將脂肪和老廢物質排出體外，從細胞開始淨化身體。

特別具有瘦身效果的是青花菜、菠菜、秋葵等綠色蔬菜及胡蘿蔔、南瓜等黃色蔬菜。至於色素淺的蔬菜，則推薦蕪菁。烹調時，若使用洋香菜和大蒜等提味，會更加有效。蔬菜也富含A型所需的植物性蛋白質，記得餐餐都必須攝取喔！

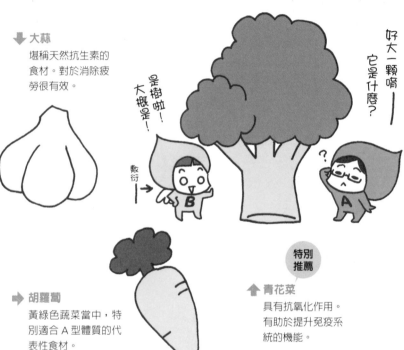

特別推薦

菠菜

富含鎂，是適合 A 型的綠色蔬菜。

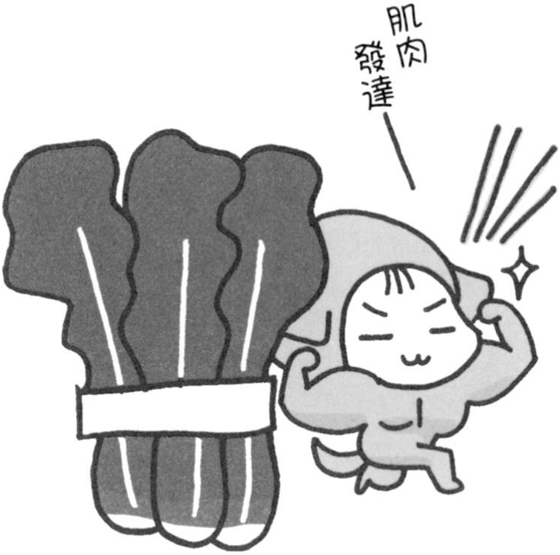

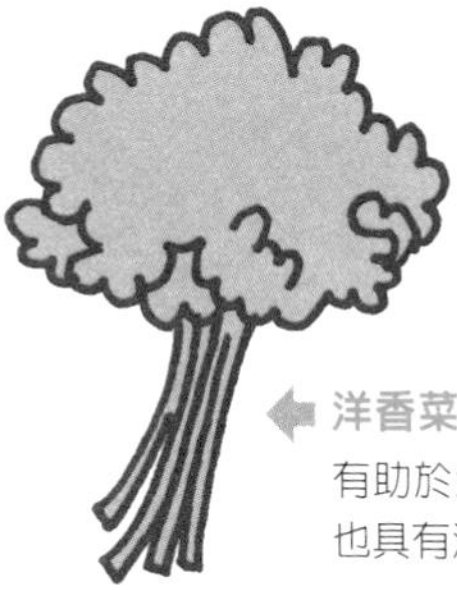

洋香菜

有助於消化肉和油等。也具有消毒的效果。

蕪菁

葉子比根部含有更多鈣質和鐵質等礦物質，具有抗氧化作用。

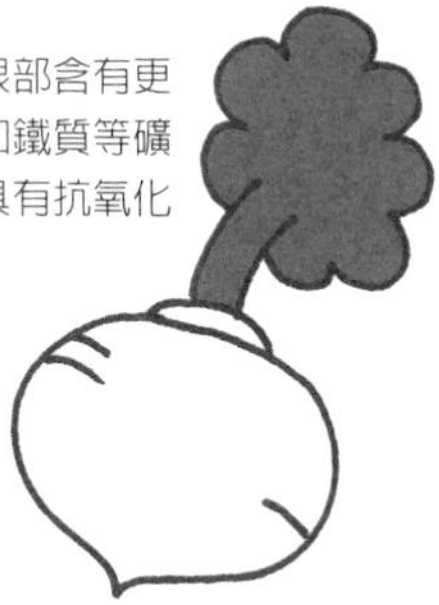

生薑

具有暖和身體、提高代謝率的效果。

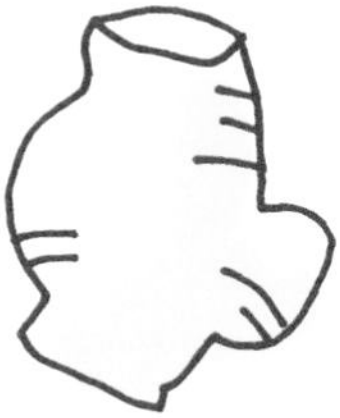

南瓜

具有抗氧化作用，會提高免疫機能，強烈建議容易罹患癌症的A型多多食用。

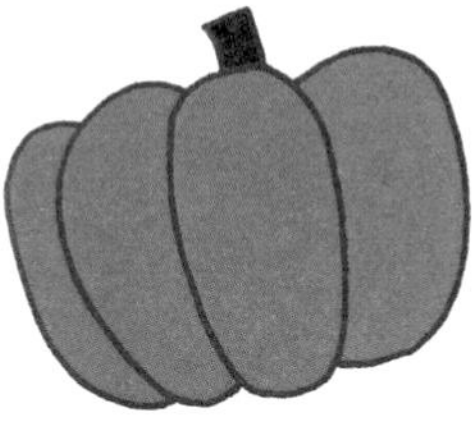

秋葵

具有抗氧化作用，黏液具有降低膽固醇的功效。

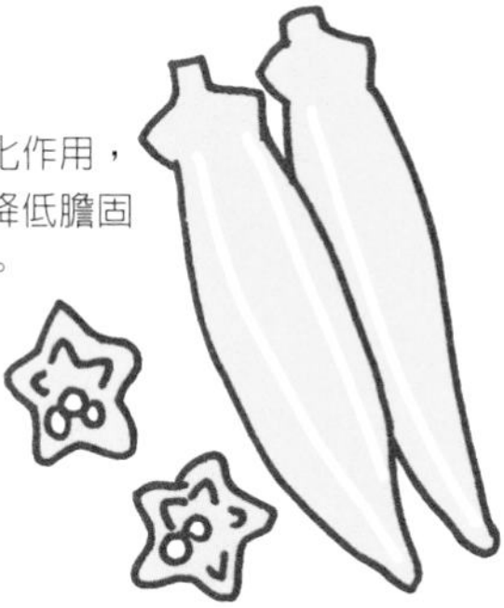

Bad! A型小將
「易發胖」的魚類／肉類

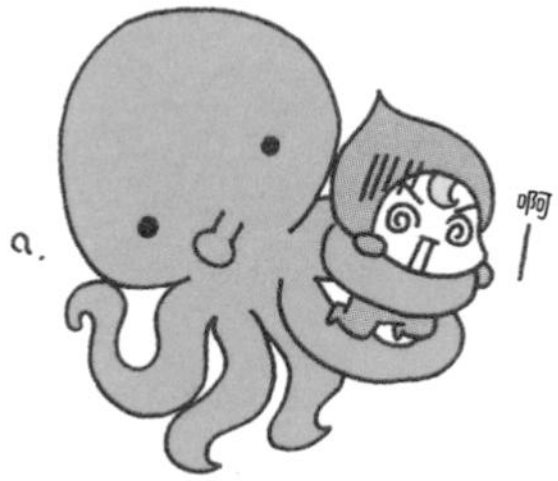

章魚
含有會對 A 型造成負面影響的凝集素和多胺。

螃蟹／蝦子／龍蝦
甲殼類不適合 A 型的體質，所以要注意。

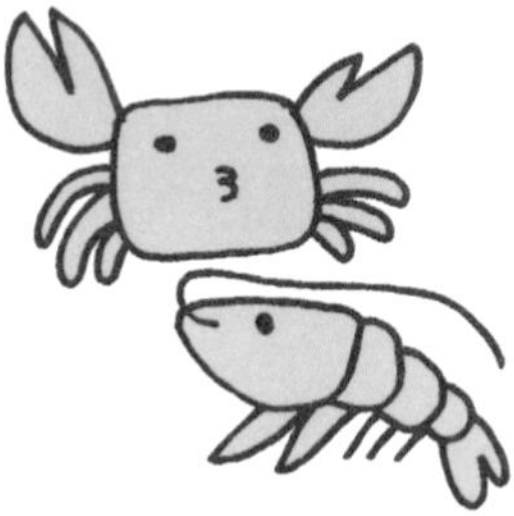

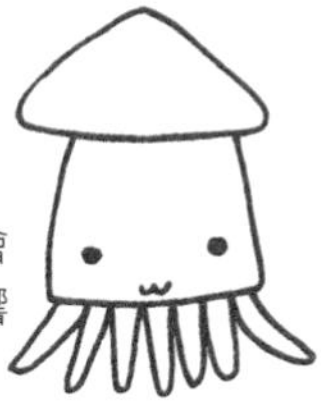

墨魚
和章魚一樣，含有會對 A 型造成負面影響的凝集素和多胺。

特別注意

燻鮭魚
經過燻製，會產生生鮭魚所沒有的凝集素。

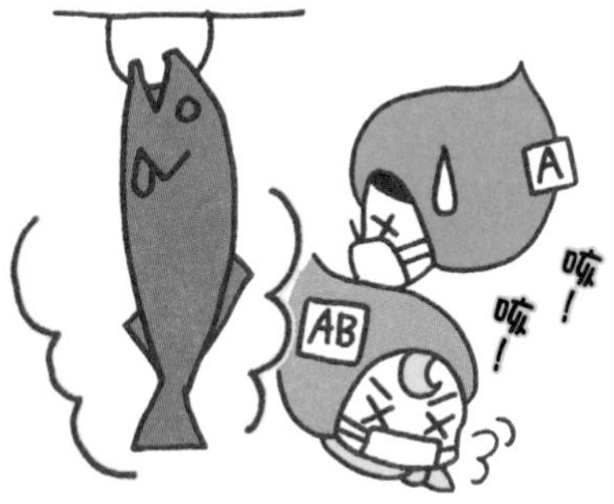

豬肉是造成肥胖的原因！螃蟹和蝦子也要節制

A型的身體無法好好消化動物性蛋白質，所以要盡量避免肉類。基本上，除了雞肉之外都不建議。

雖然肉類不適合A型的體質，但是A型很適合吃海鮮，不過要注意部分食材。舉例來說，像是墨魚、章魚和燻鮭魚等。此外，干貝和蛤蜊等貝類及螃蟹、蝦子、龍蝦等甲殼類，也是不適合A型體質的食材。

除此之外，鰻魚、鱉、魚子醬也容易造成肥胖，所以瘦身時最好節制。

⬇ 鴨肉

對於不適合吃所有肉類的 A 型而言，鴨肉也是不適合的食材。

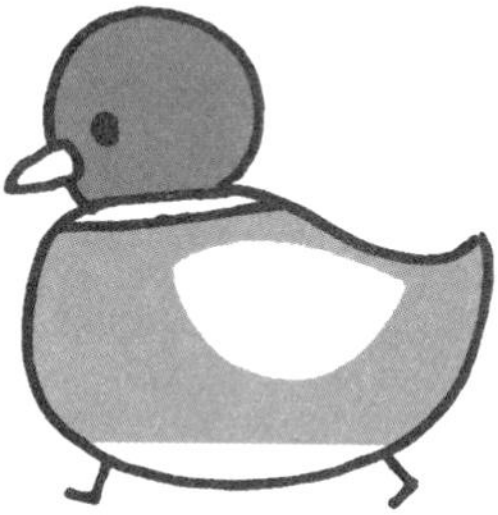

⬇ 培根／火腿

肉類加工食品含有許多化學添加物，最好避免。

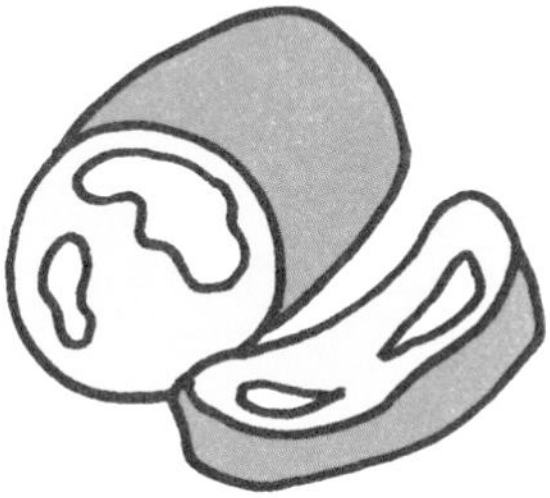

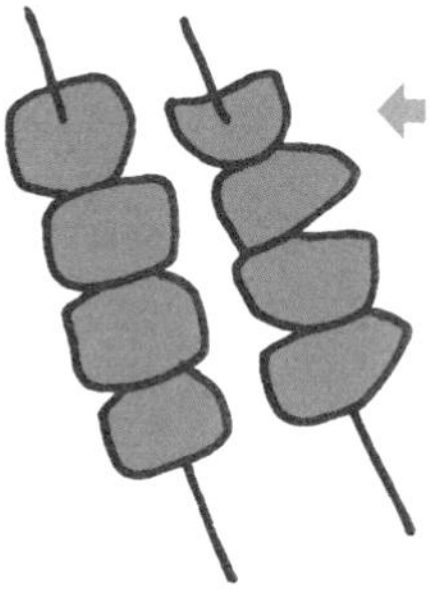

⬅ 肝臟／心臟

肝臟、心臟是代表性的內臟肉，但是不易消化，會對 A 型的身體造成負擔。

⬇ 豬肉

A 型沒有足夠的酵素和胃酸消化豬肉。一旦食用過量，恐怕會罹患心臟病和癌症。

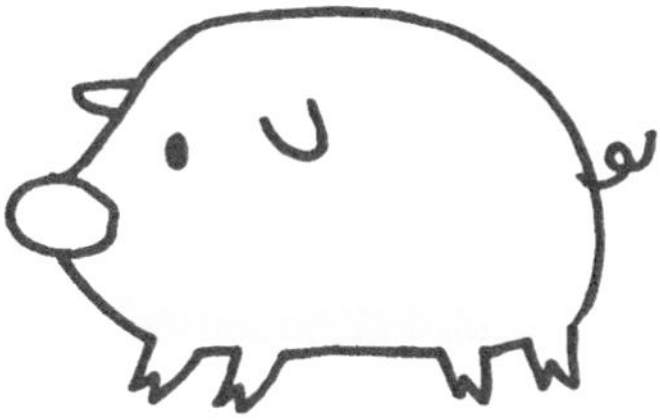

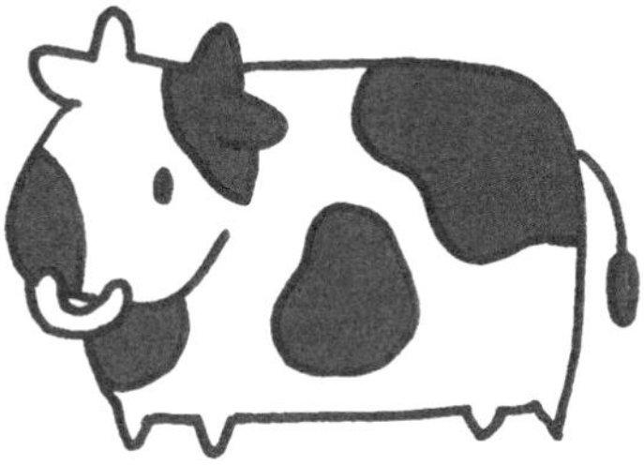

特別注意

⬆ 牛肉

吃牛肉的時候，要選擇脂肪少的瘦肉。

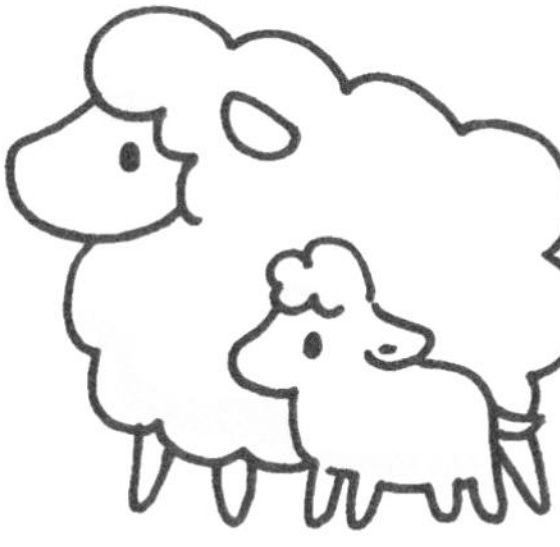

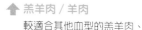

⬆ 羔羊肉／羊肉

較適合其他血型的羔羊肉、羊肉，也不適合 A 型。

Good! A型小將「不易發胖」的魚類／肉類

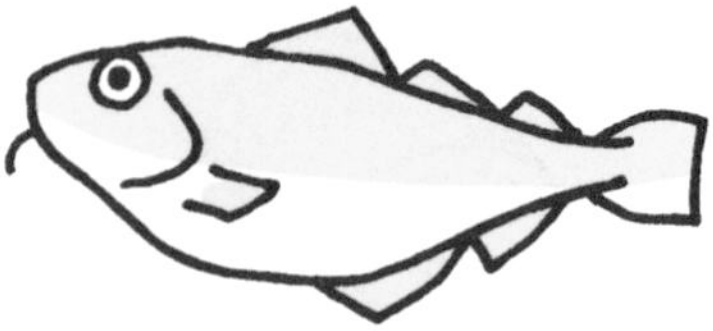

鱈魚
富含 DHA 和 EPA 等對身體有益的魚油。也建議放進火鍋煮。

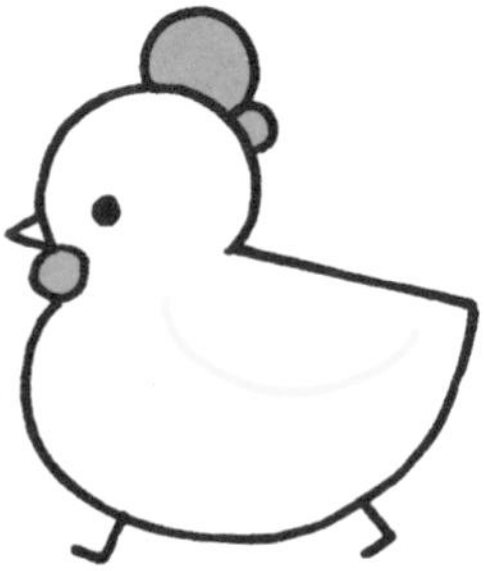

雞肉
對於 A 型而言，雞肉算是比較 OK 的肉類。

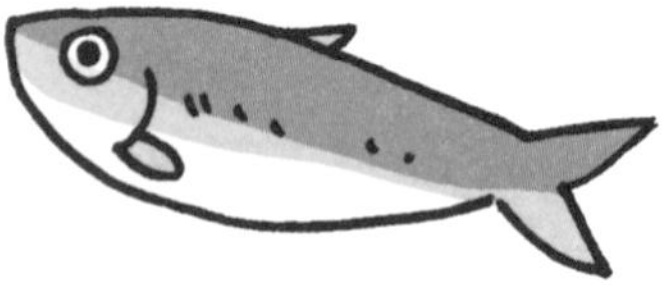

沙丁魚
和鯖魚一樣營養豐富。也含有大量骨骼成長所不可或缺的鈣質和維生素 D。

鯖魚
富含有助於大腦和神經發育的 DHA 和 EPA，是含有適合 A 型的凝集素的食材。

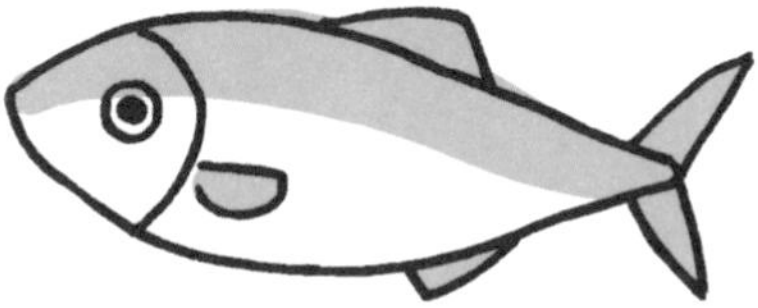

肉類應該選擇雞肉，魚類要大量食用

A型在瘦身時應該少吃肉類。吃肉時要注意別吃過量，並且記得和蔬菜一起食用。

基本上，肉類不適合A型的體質。如果要吃的話，要選擇雞肉。不過，一樣是鳥禽，卻不建議鴨肉。比起豬肉，牛肉的瘦肉對於A型的身體較有幫助。

A型小將容易油分不足，所以要積極地吃魚。魚含有有益身體的魚油。飲食生活中，請一週吃3～4次魚料理。

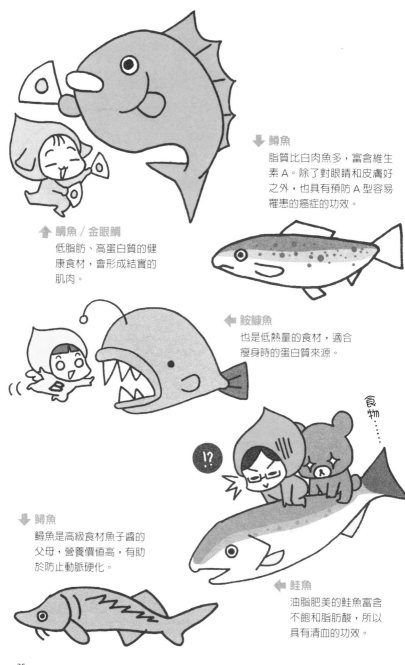

鱒魚

脂質比白肉魚多，富含維生素 A。除了對眼睛和皮膚好之外，也具有預防 A 型容易罹患的癌症的功效。

鯛魚／金眼鯛

低脂肪、高蛋白質的健康食材，會形成結實的肌肉。

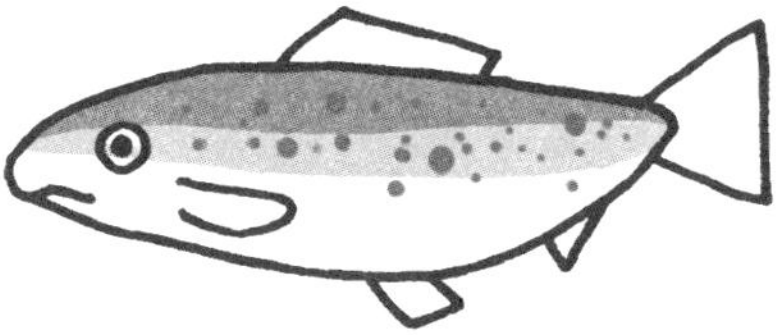

鮟鱇魚

也是低熱量的食材，適合瘦身時的蛋白質來源。

鱘魚

鱘魚是高級食材魚子醬的父母，營養價值高，有助於防止動脈硬化。

鮭魚

油脂肥美的鮭魚富含不飽和脂肪酸，所以具有清血的功效。

Bad!

A型小將
「易發胖」的穀類

烏龍麵

烏龍麵的麵粉比例頗
高，要特別注意。

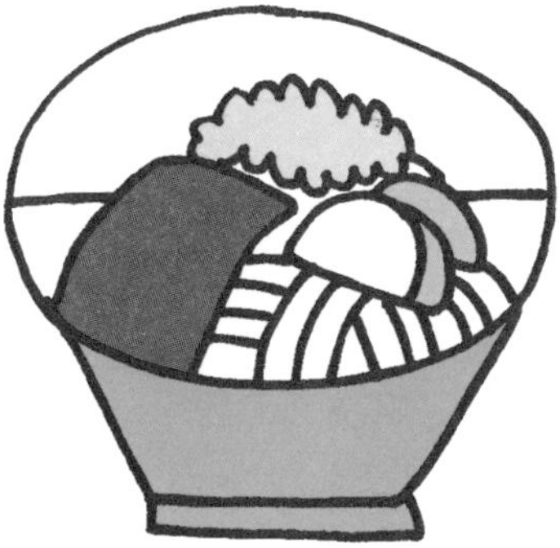

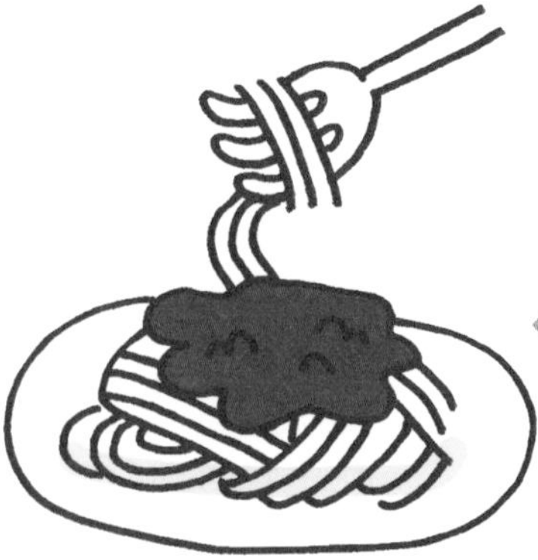

義大利麵

麵粉摻水的麥麩是瘦身
的敵人。

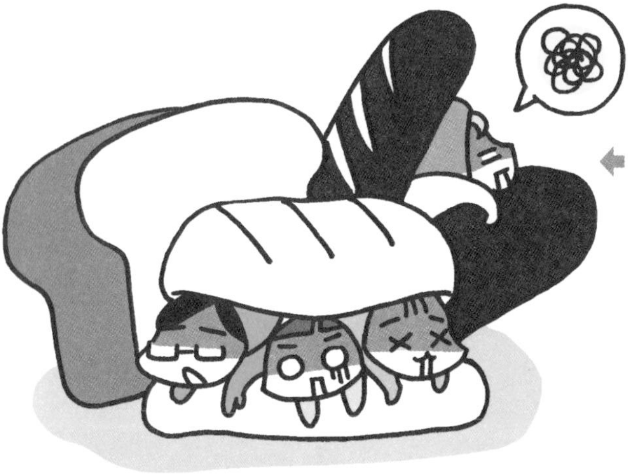

麵包

注意不要吃太多使
用麥麩製成的麵
包。

Good!

A型小將

「不易發胖」的穀類

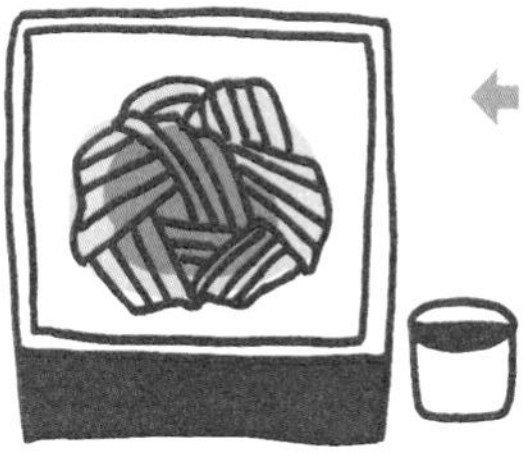

蕎麥麵

對於A型而言，日本的代表性食材——蕎麥麵是很適合體質的營養來源。

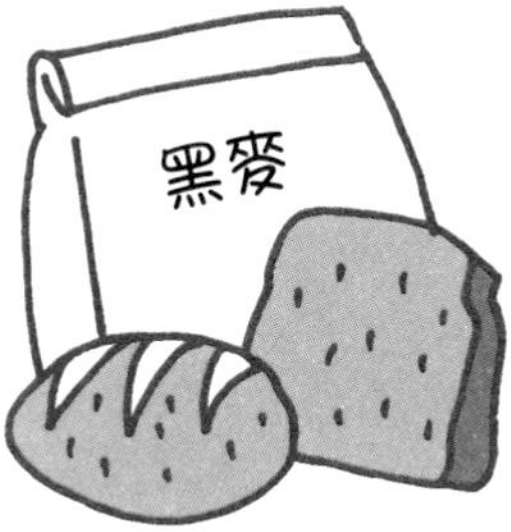

黑麥

A型適合吃所有穀類，以黑麥製成的黑麥麵包是最推薦的食品。

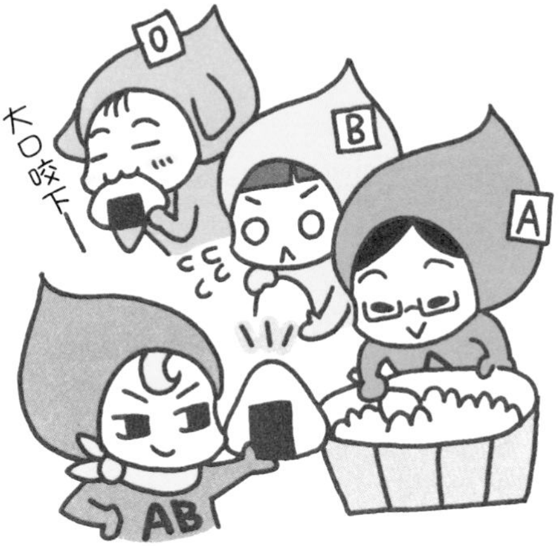

白飯

適合A型的體質，可安心食用。

麵粉容易造成肥胖，要仔細確認原料

相較於其他血型，A型吃小麥比較不容易產生影響，但是吃太多還是容易發胖。每餐都吃麵包和麵食的小將要停止這種飲食習慣，增加吃白飯的天數。

此外，麵粉用於許多日常食用的糕點餅乾。請養成確認原料的習慣，選擇仙貝取代餅乾、餡餅取代蛋糕。再者，如果要吃使用麵粉的糕點，請將食用量減到平常的一半左右。若是持之以恆，就能達到某種程度的效果。

Bad! A型小將「易發胖」的水果

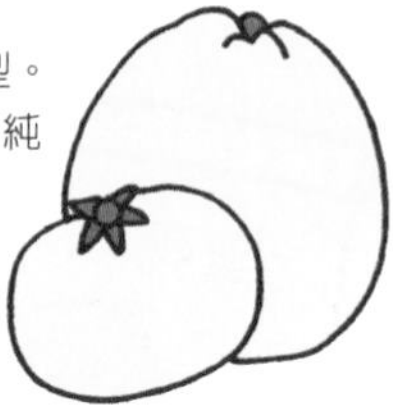

柳丁
不適合胃酸少的A型。也最好避免100%的純果汁。

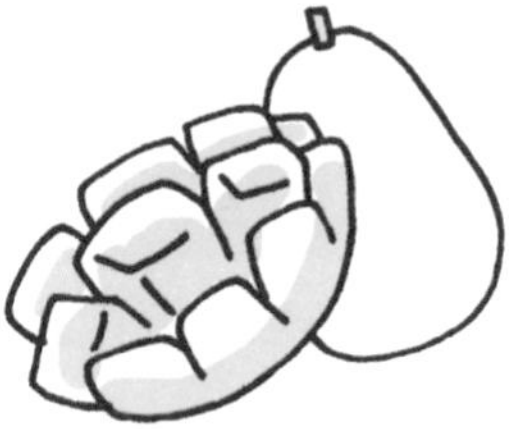

特別注意

芒果
酵素不適合A型的體質，所以不要吃太多。

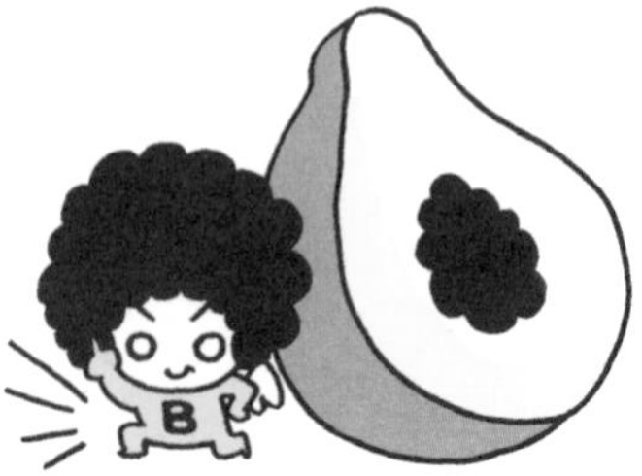

哈密瓜
易生細菌（黴菌），不易消化。

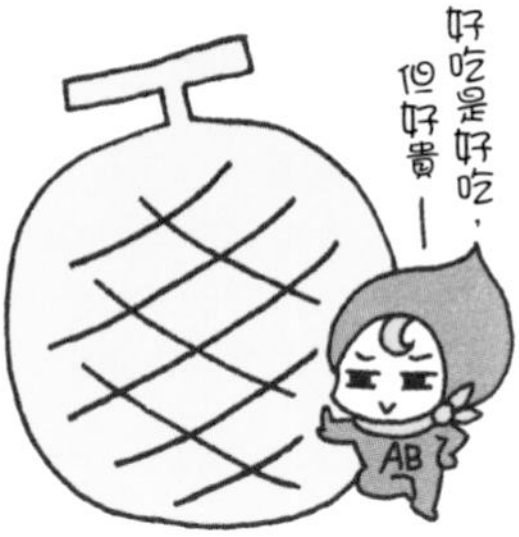

木瓜
含有不適合A型體質的強力酵素。

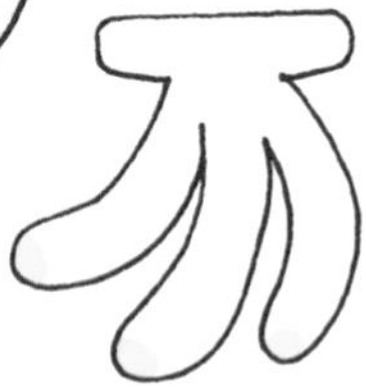

香蕉
A型小將吃了反而會吸收變成脂肪。

每餐飯後的點心要選擇水果，而不是甜點

水果和蔬菜一樣，是非常適合A型的食物。如果養成餐後吃水果，而不是吃甜點的習慣，瘦身效果就會提升。

建議吃完早餐之後，食用令人精神振奮的葡萄柚。餐後也可以吃鳳梨。

不過，芒果和木瓜等酵素強的水果不適合A型。此外，哈密瓜容易產生細菌（黴菌），A型的身體無法好好消化。

再者，柑橘類的橘子和柳丁對於A型的胃也太過刺激，所以是不建議食用的水果。

Good!

A 型小將
「不易發胖」的水果

檸檬

可以清除囤積在消化道的黏液，有助於排便。

葡萄

鹼性強，所以適合 A 型的體質。

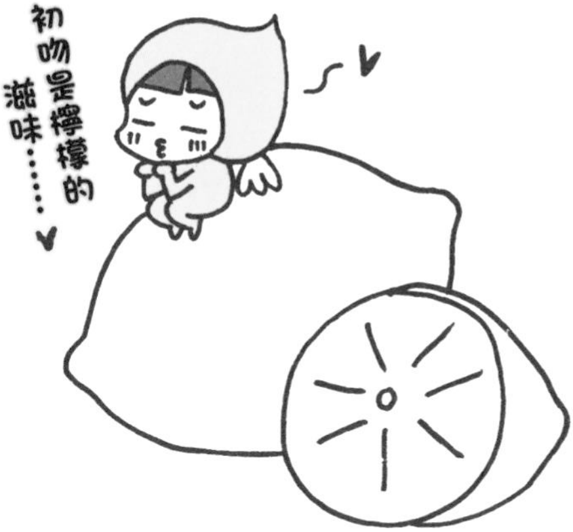

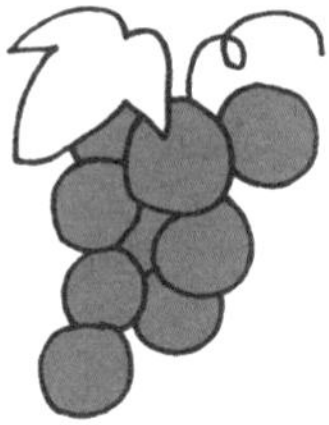

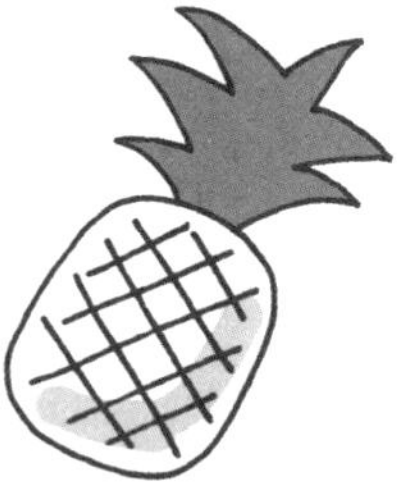

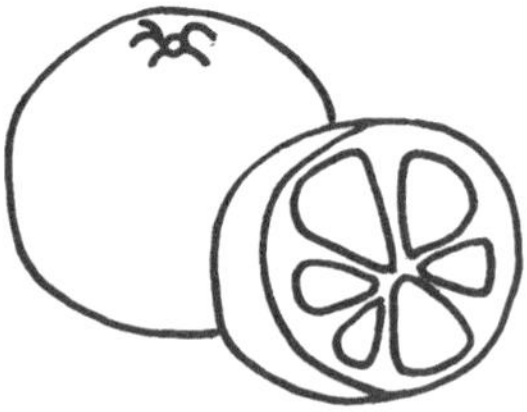

特別推薦

葡萄柚

雖然是酸性，但是具有消化後會變成鹼性的特質。

特別推薦

鳳梨

鳳梨是有助於 A 型消化的水果。

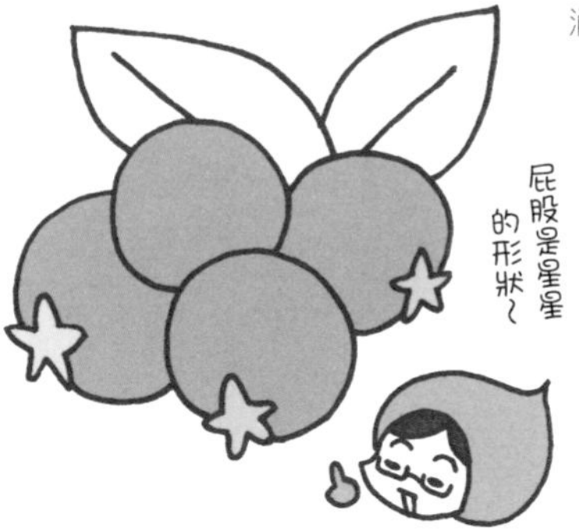

藍莓

對於 A 型而言，富含防止體重增加的元素。

A 型小將
「易發胖」的雞蛋／乳製品

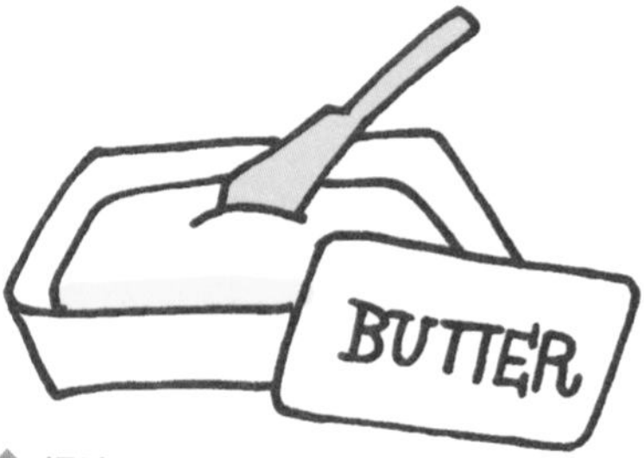

奶油

以牛奶為原料製成的奶油，對於 A 型而言，是容易發胖的食品。

脫脂牛奶

脫脂牛奶富含乳糖，會妨礙 A 型的消化。

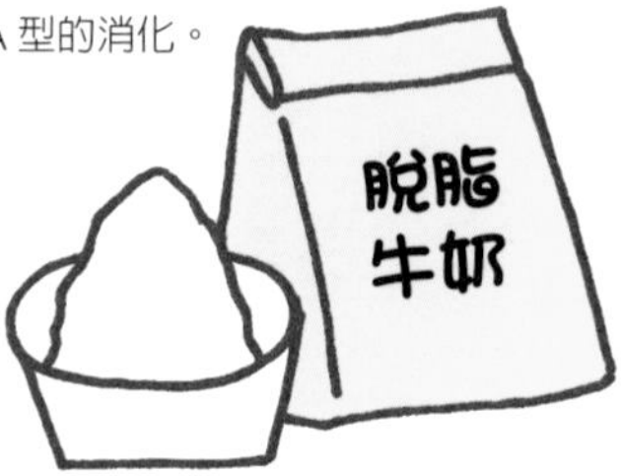

牛奶

A 型小將的身體無法好好分解乳糖，所以不適合喝牛奶。

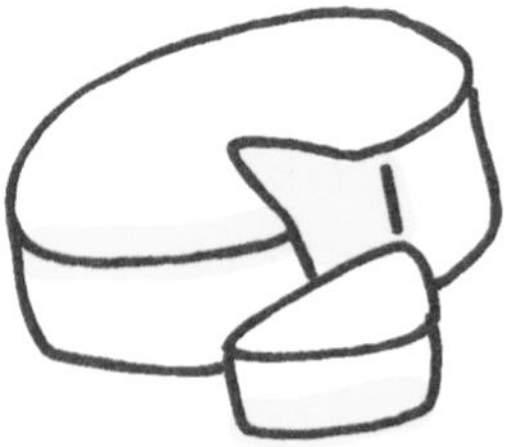

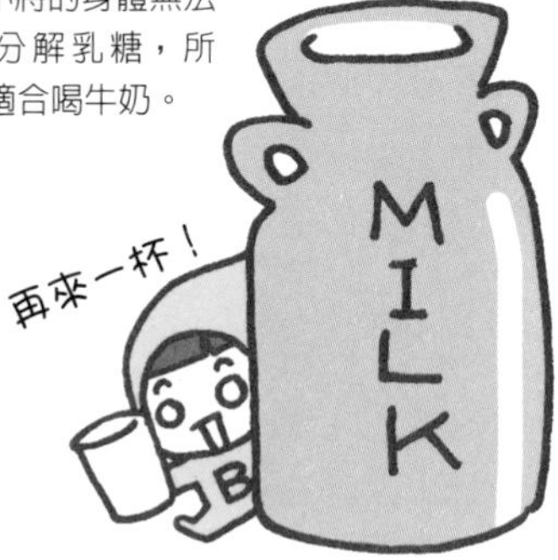

藍紋起司／康門貝爾起司

A 型不適合吃起司。尤其是特別濃烈的起司，要注意別吃太多。

雞蛋

基本上是不適合的食材，所以最好少吃。

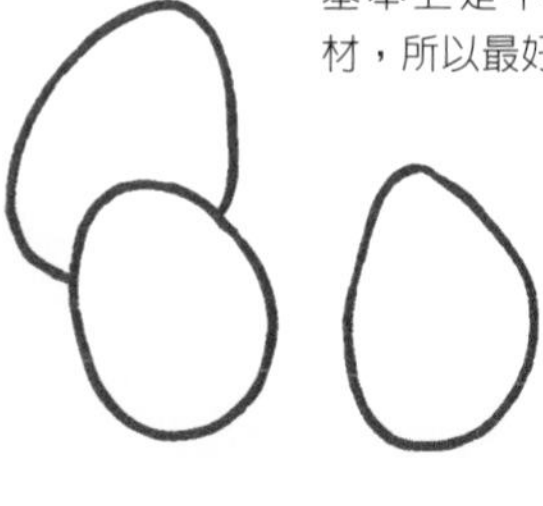

Good!

A 型小將

「不易發胖」的雞蛋／乳製品

莫札瑞拉起司

雖然牛奶不適合，但以低脂肪的水牛乳製成的莫札瑞拉起司則建議 A 型食用。

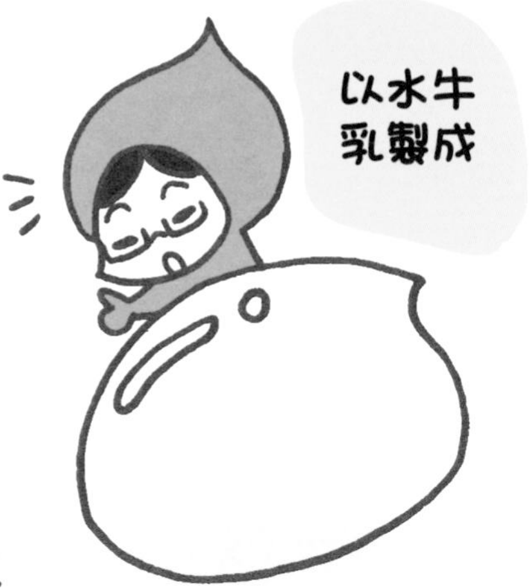

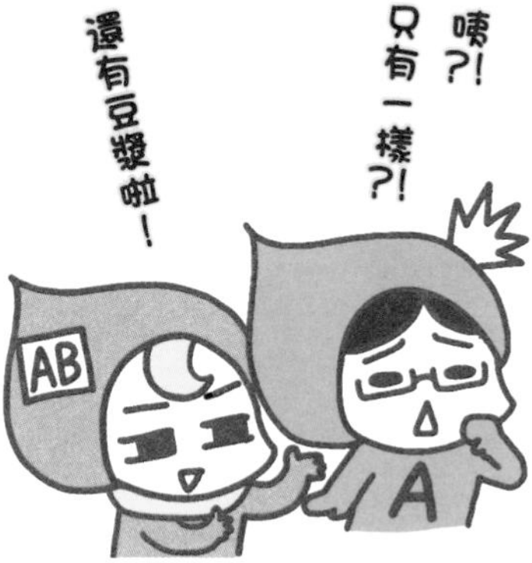

乳製品不適合A型，不妨選擇豆漿

乳製品和肉類一樣，都是A型不易消化的食材。牛奶在本質上不適合A型的體質，所以請記得選用豆漿製成的食品作為代用品。比起咖啡拿鐵，最好選擇豆漿拿鐵。

此外，起司也是不適合A型體質的食物，但是以水牛乳製成的莫札瑞拉起司是例外。然而，現在市售的莫札瑞拉起司幾乎都是以牛奶製成，所以要確認清楚原料。

再者，奶油也不建議A型食用。請注意別吃太多。

Bad!

A型小將

「易發胖」的豆類／堅果類

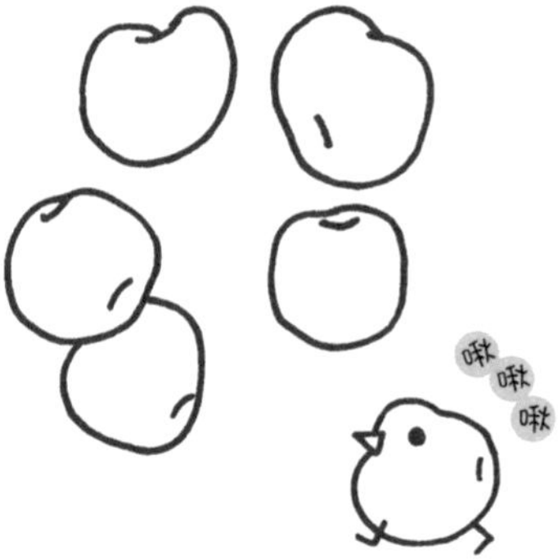

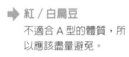

雞豆（鷹嘴豆）

含有強力的凝集素，不適合A型。如果要吃，建議吃煮軟的。

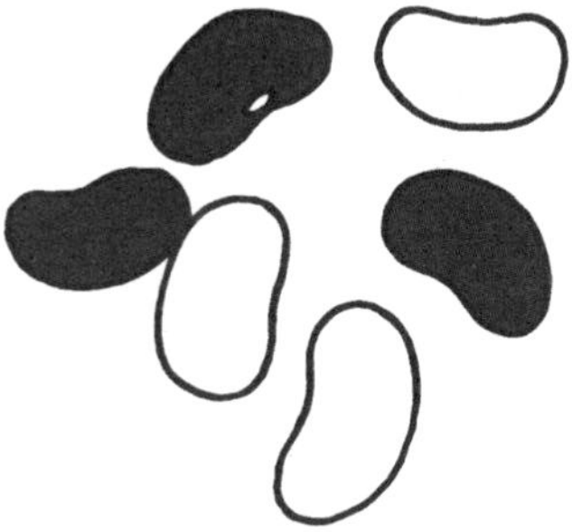

紅／白扁豆

不適合A型的體質，所以應該盡量避免。

A型要從豆類、堅果類補充蛋白質

對於不適合攝取動物性蛋白質的A型而言，含有植物性蛋白質的豆類是珍貴的蛋白質來源。尤其是豆腐、味噌湯、醬油、納豆等黃豆食品，富含優質的植物性蛋白質，有助於A型的飲食均衡，是非常有益身體的食材。

此外，一樣含有植物性蛋白質的杏仁、核桃、葵花籽、南瓜籽等堅果類，也是可以攝取到膳食纖維和維生素的食材，建議多加食用。花生若是帶皮則含有多酚，具有抗氧化作用。

A型小將
「不易發胖」的豆類／堅果類

花生
市售的花生如果不是以橄欖油炒過，就是不含油。

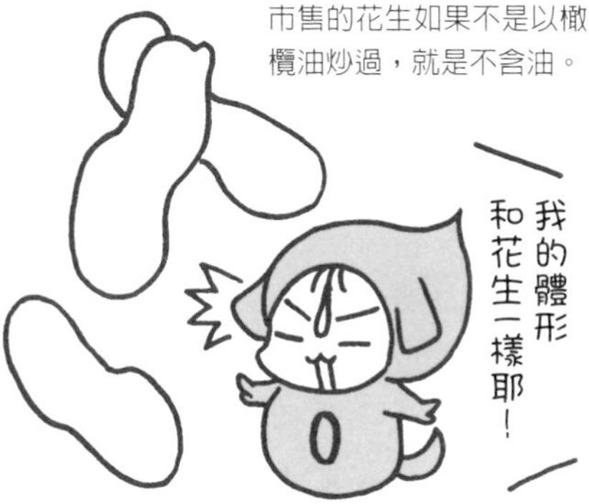

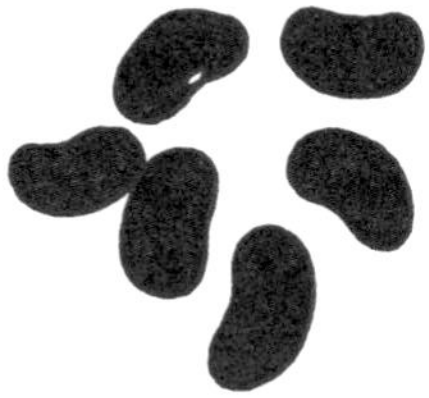

黑扁豆
對於A型而言，和黃豆製品一樣是蛋白質來源，所以建議食用。

黃豆
建議A型從中攝取蛋白質的食材。

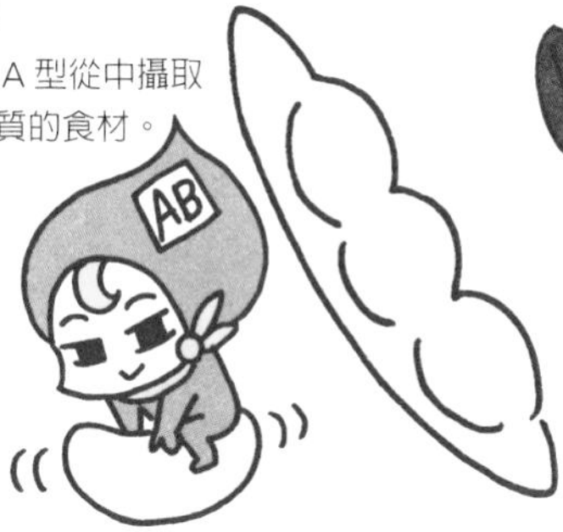

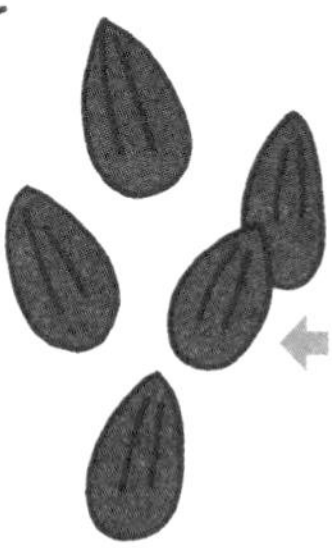

杏仁
除了強化體內的蛋白質，還能攝取到膳食纖維和維生素。

紅豆
豆類當中，特別適合A型體質的代表性食材。

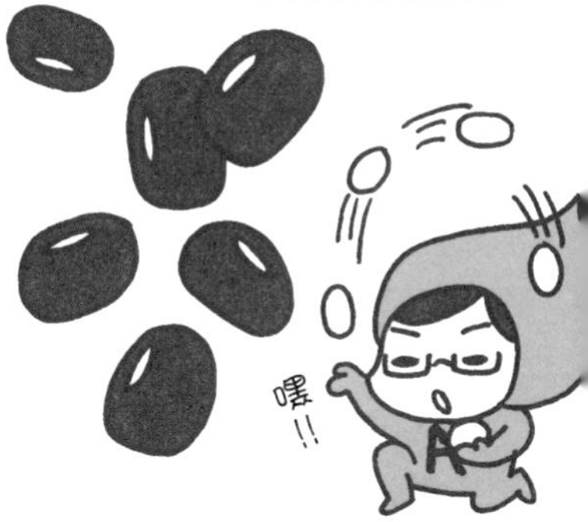

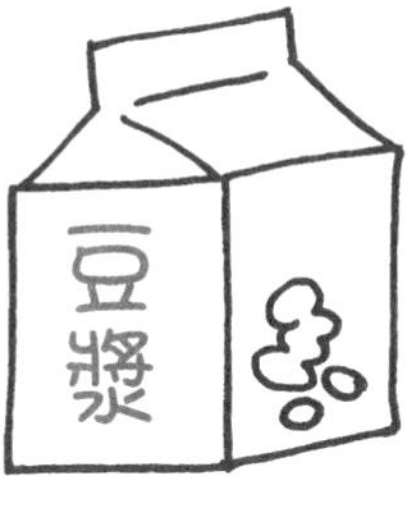

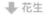

豆漿
動物性的牛奶不適合A型的體質，但是植物性的豆漿則很適合。

A型小將
「易發胖」的油品／調味料

紅辣椒

對於A型的胃太過刺激，所以不要吃太多。

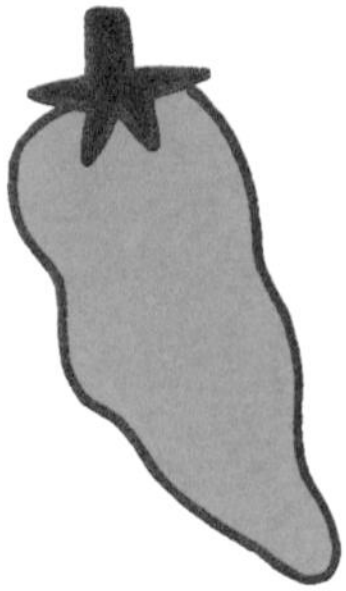

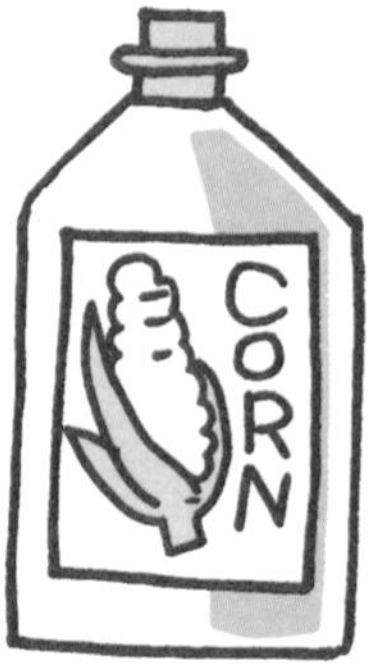

玉米油

玉米油所含的凝集素會對A型的消化道造成負面影響。

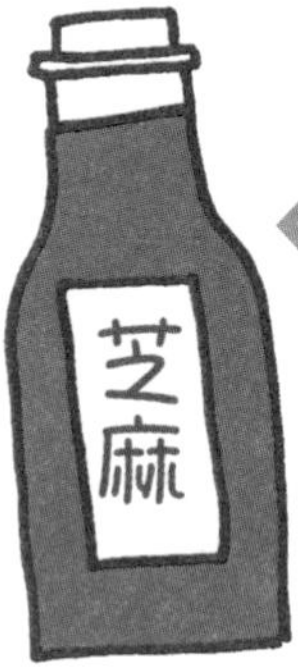

胡椒

刺激性強，不適合消化系統弱的A型，所以最好節制。

芝麻油

和玉米油一樣，含有有害A型消化道的凝集素。

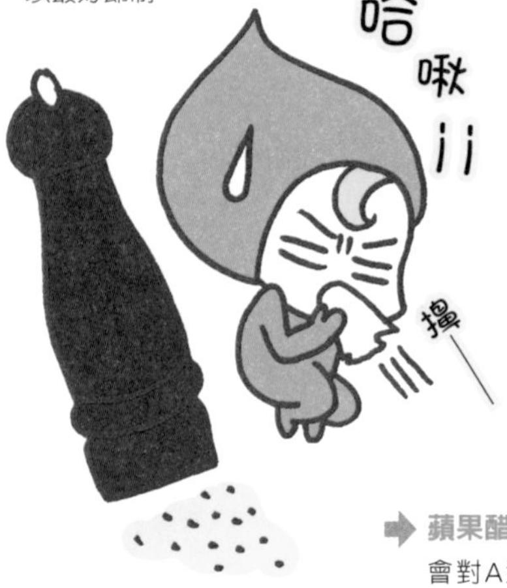

蘋果醋

會對A型的胃造成莫大的負擔。空腹時要避免喝醋。

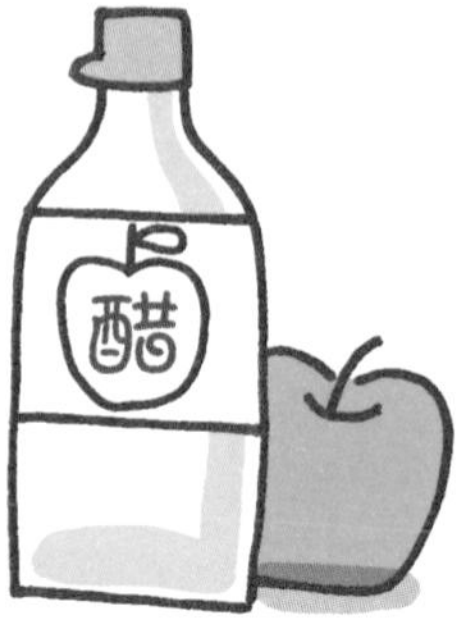

Good! A型小將
「不易發胖」的油品／調味料

橄欖油
不會讓任何血型產生凝集反應的萬用油。

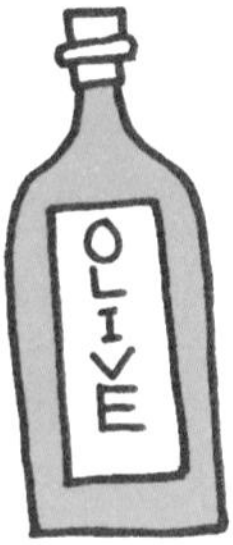

亞麻仁油
亞麻布的原料，以亞麻製成的油。又叫做亞麻籽油。

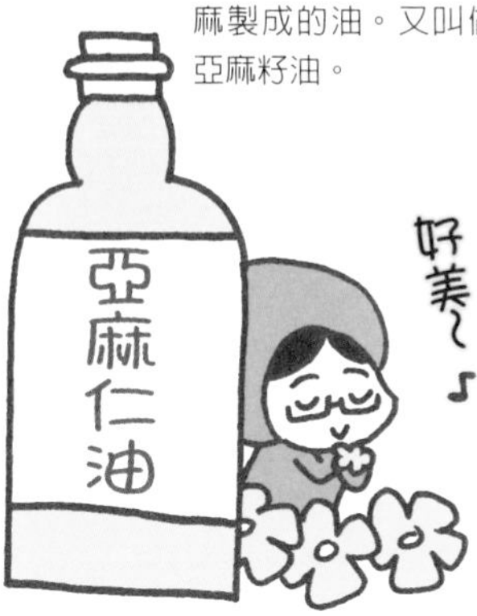

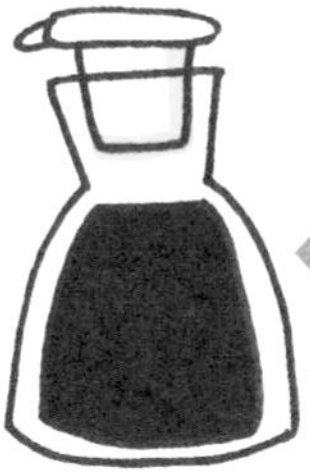

醬油
A型適合吃源自黃豆的調味料。也建議食用老抽。

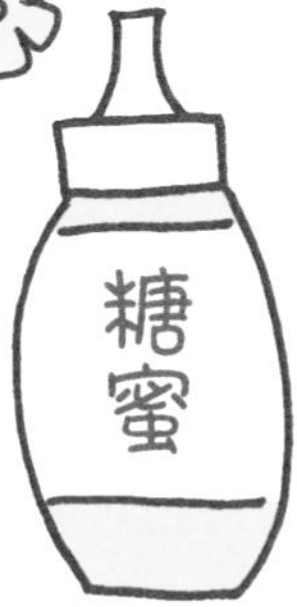

糖蜜
補充A型小將容易缺乏的鐵質。

味噌
和醬油一樣源自黃豆，所以適合A型的體質。也具有強化免疫系統的作用。

油最好使用橄欖油，少吃刺激性強的調味料

吃蔬菜的時候，最好和少量的油一起攝取，這樣會提高營養素的吸收率。A型不太適合吃油，但不會產生凝集反應的橄欖油和亞麻仁油可以放心食用。調味醬要選擇使用橄欖油所製作的。

此外，A型最適合以黃豆製成的醬油和味噌。這些食品可強化A型的免疫系統。

相對地，紅辣椒和醋等刺激性強的調味料不適合A型。它們會損傷A型胃酸少的胃。若是芥末和黃芥末，則可以放心食用。

Bad!

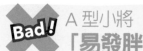

A型小將
「易發胖」的飲料／甜點

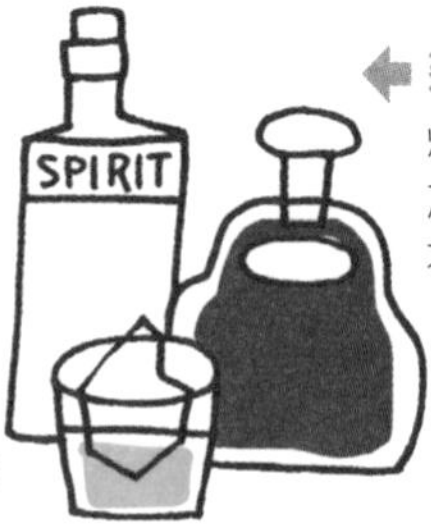

蒸餾酒
燒酒、威士忌、伏特加、琴酒、萊姆酒等不適合A型的體質。

主要成分是牛奶的甜點
甜點盡量不要選擇牛奶製品，要選豆類製品。

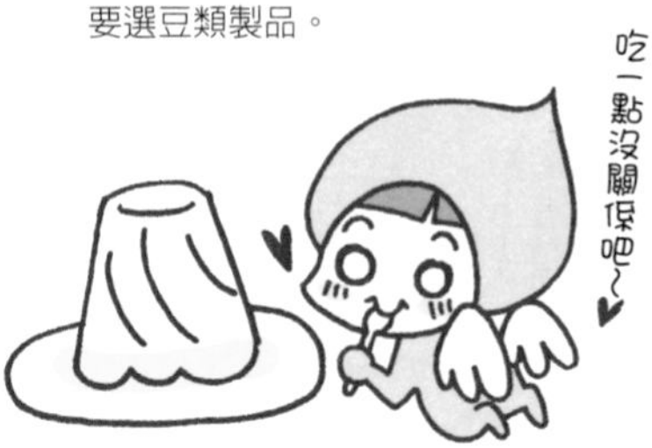
吃一點沒關係吧~

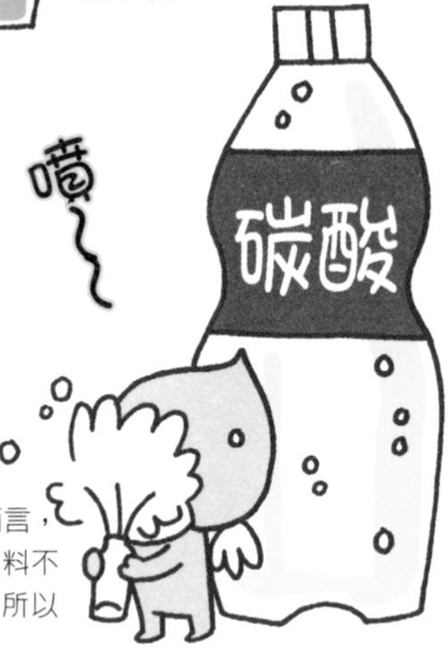
噴~
碳酸

碳酸飲料
對於A型而言，發泡性的飲料不適合體質，所以要節制。

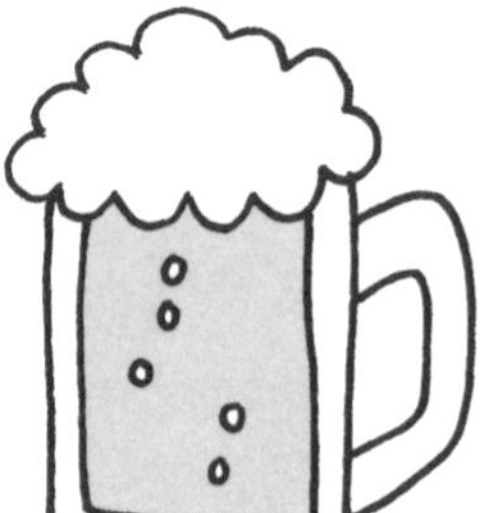

啤酒
酒類當中，特別不建議A型的酒類。

紅茶
和咖啡不一樣，紅茶不適合A型的體質。

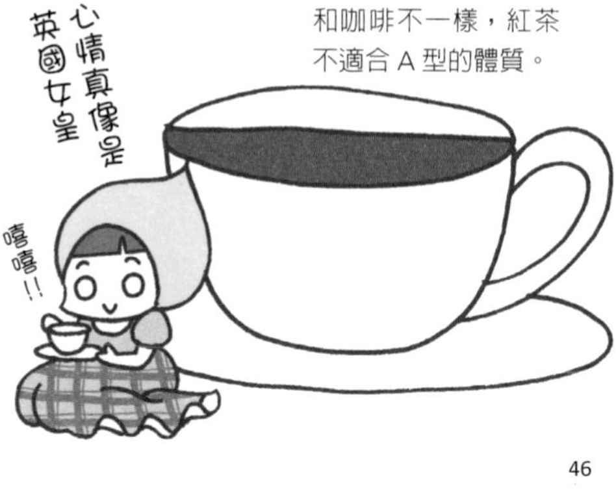
心情真像是英國女皇
嘻嘻!!

Good!

A型小將「不易發胖」的飲料／甜點

咖啡

具有增加胃酸的機能，所以對於A型而言，是有益胃的飲料。

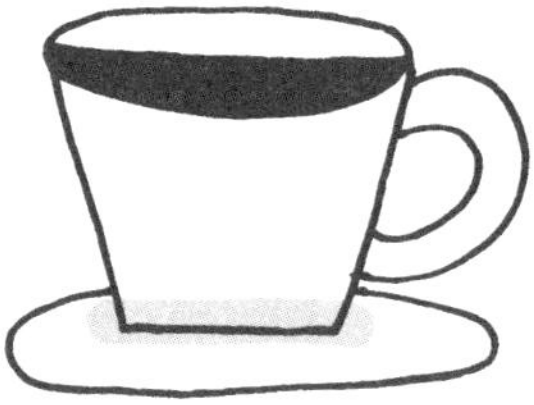

紅酒

具有降低罹患心臟病風險的功效。每天最好喝1杯左右。

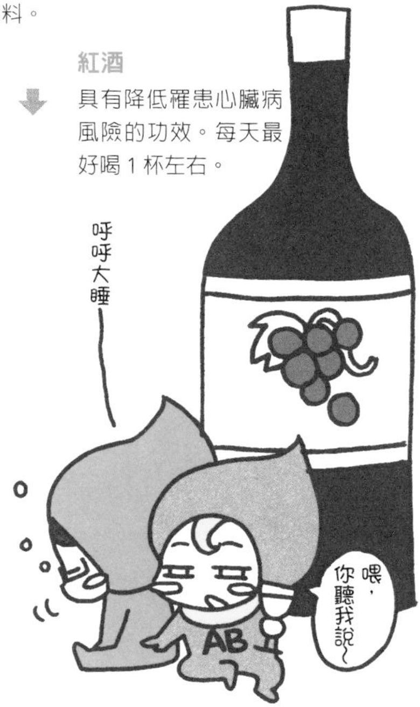
呼呼大睡
喂，你聽我說～
AB

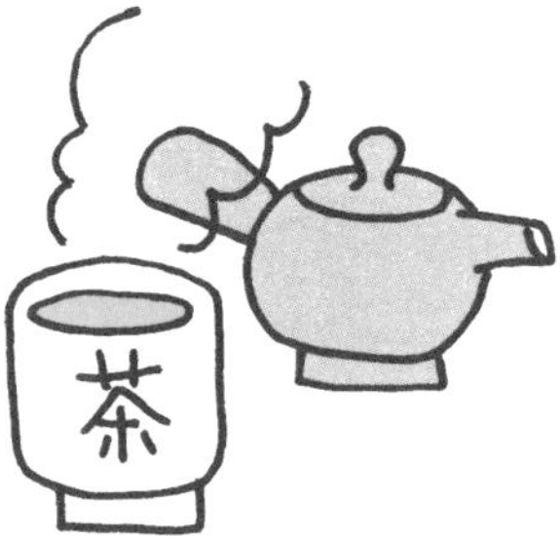
茶

綠茶

和咖啡一樣，具有增加胃酸的效果，所以建議飲用。

咖啡可以喝，建議吃豆類製成的甜點

吃太多麵粉會造成肥胖。甜點大多是使用大量麵粉製成，所以必須注意。如果可以的話，要努力減少食用量，並且選擇米粉製成的甜點，而不是麵粉製成的甜點。

此外，A型不適合喝牛奶，建議也盡量避免乳製品的甜點和飲料。

再者，咖啡和綠茶對於A型而言，具有增加胃酸的機能，但是碳酸飲料和啤酒等發泡性飲料對身體不好，請盡量不要喝。

Column 1 血型的基本知識

血型如何決定？

自己的血型是取決於父母的血型組合。你知道一般所謂的 A 型，其實也分成 AA 型和 AO 型嗎？

- AA 或 AO →變成 A 型
- BB 或 BO →變成 B 型
- OO →變成 O 型
- AB →變成 AB 型

O 遇上 A、B 會變成隱性，所以如果父母是 AO、BO，就有可能生出 A、B、O、AB 所有血型的孩子。相反地，如果父母都是 OO，就只能生出 O 型的孩子。

血型遺傳的例子

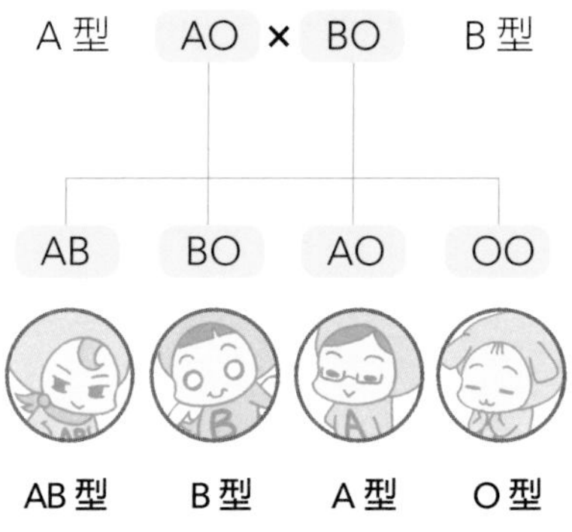

O 型受到家人歡迎，但是……？

輸血的前提是血型要相同，但緊急時，如果不知道患者的血型，往往會暫時先輸 O 型的血液。因為 O 型遇上 A、B 型會變成隱性，所以輸血給所有血型都沒有產生排斥反應的危險性。然而，O 型本身只能接受一樣是 O 型的血液。

O 型能救 A 型……

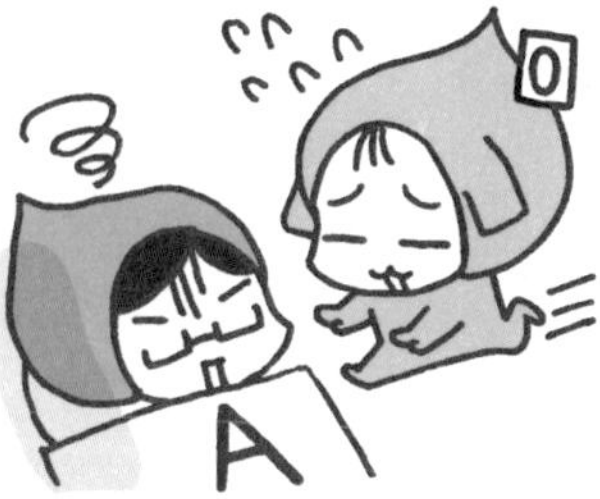

B、AB 型也能靠 O 型獲救……

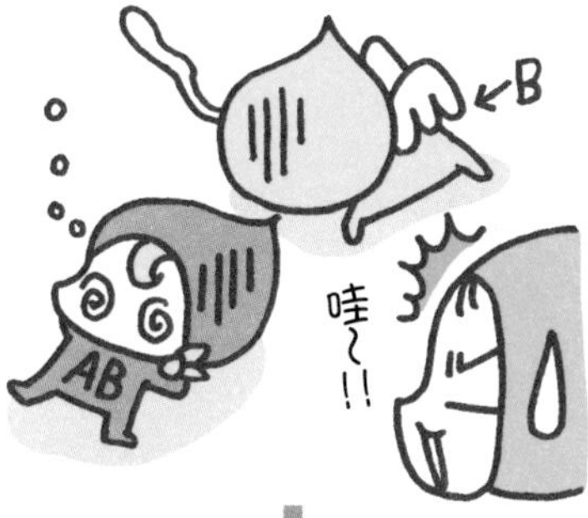

但 O 型性命垂危時，只有 O 型才救得了 O 型……

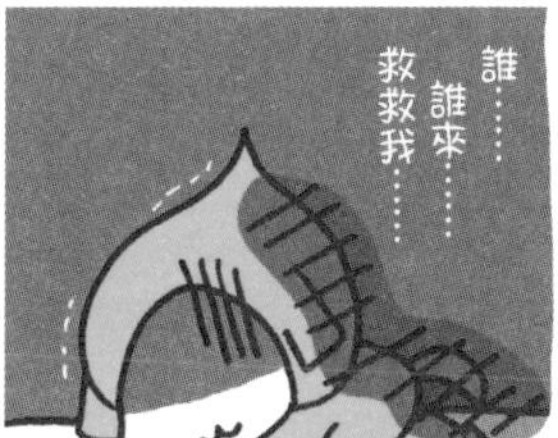

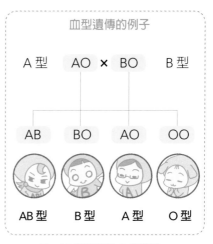

3

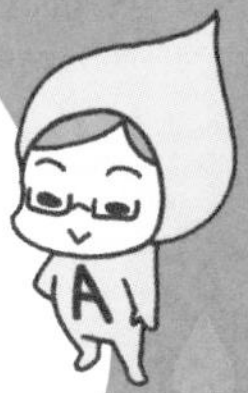

透過飲食實踐！

A 型小將瘦身術

以在第 2 章介紹的「不易發胖的食材」，實際融入日常菜色。請配合自己的血型，運用在每天的生活當中。

check!!

確認A型小將的瘦身料理！

如果掌握用來塑造易瘦體質的飲食重點，就能更有效率地瘦身。
在此，介紹能夠輕易挑戰的瘦身食譜。

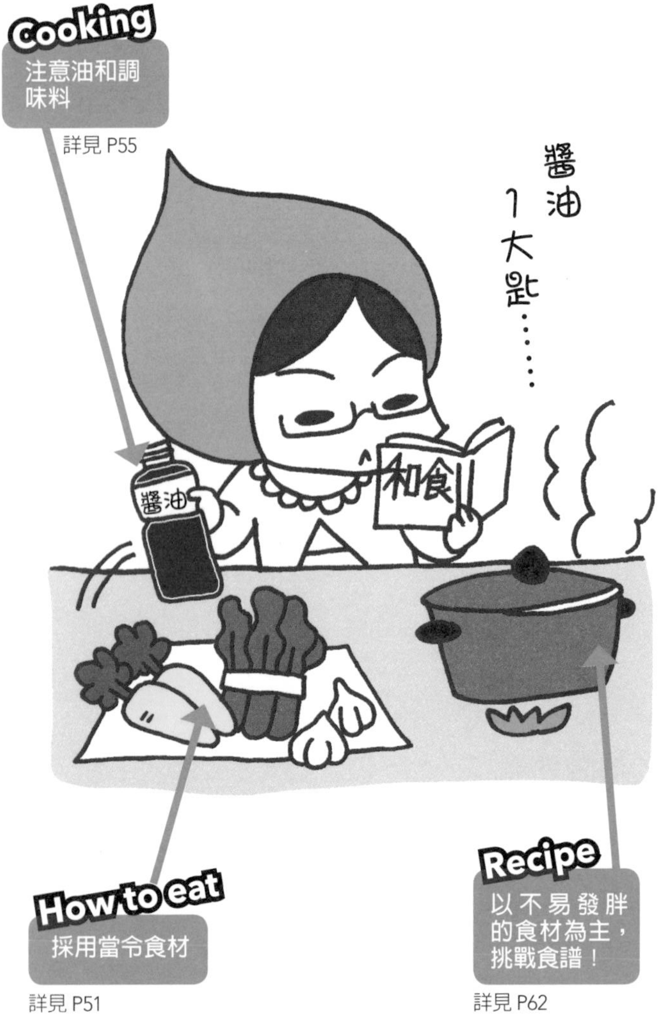
Cooking
注意油和調味料
詳見 P55
醬油1大匙……
醬油
和食
How to eat
採用當令食材
詳見 P51
Recipe
以不易發胖的食材為主，挑戰食譜！
詳見 P62

只是減少攝取熱量，也無法獲得漂亮的身材。首先，要介紹的是希望你事先掌握的飲食基本概念。

基本上，飲食要配合季節！

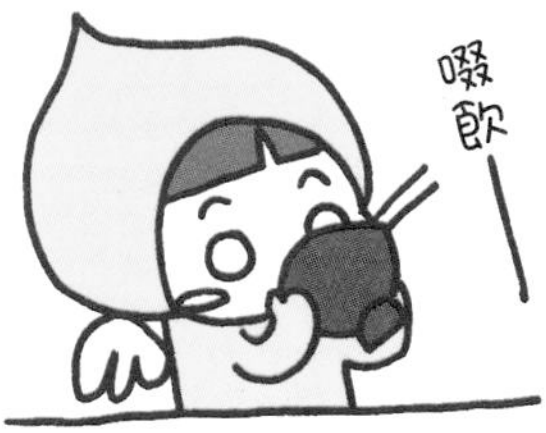

秋　胡蘿蔔、無花果、地瓜等

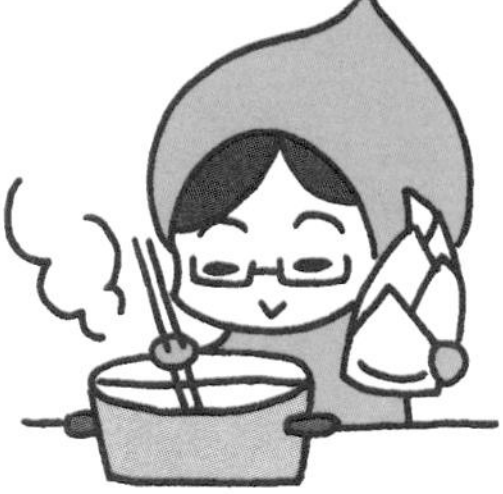

春　葡萄柚、洋香菜等

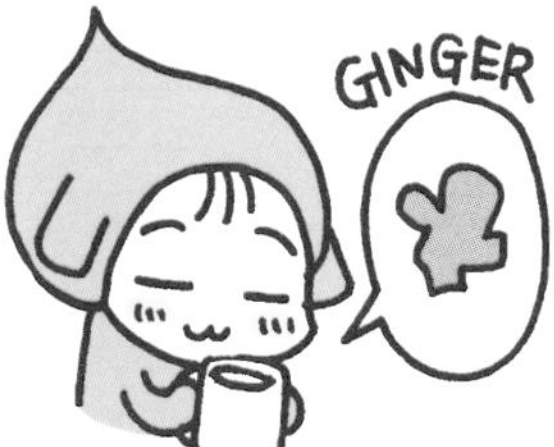

冬　菠菜、薑、蕪菁等

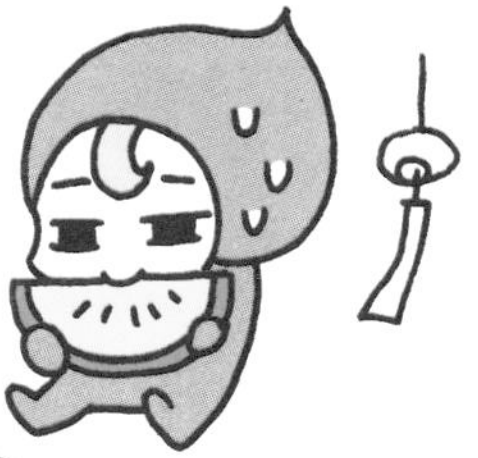

夏　南瓜、鳳梨等

選擇當令食材，吃出高品質

想要瘦得漂亮，必須配合身體狀況攝取營養。為了做到這一點，重點在於食材要配合季節。我們的身體原本就隨著大自然運作，與時俱進，飲食生活要配合季節烹煮食材。

必須以適合血型的食材為主，春天把食材煮軟食用、夏天選擇水分多、好消化的蔬菜、秋天盡量避免生菜、冬天多吃根菜等暖和身體的食材。

提高營養吸收的蔬菜吃法

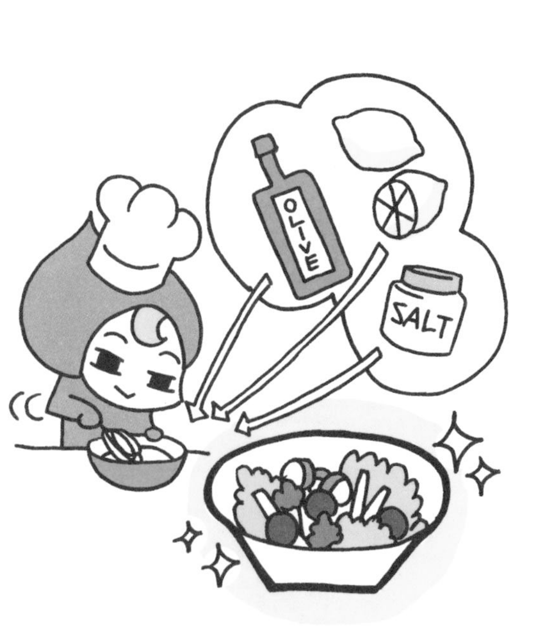

建議 A 型的蔬菜沙拉

- 青花菜
- 胡蘿蔔
- 洋香菜

橄欖油沙拉醬的做法

特級初榨橄欖油 3 大匙、檸檬汁 3 大匙、天然鹽少許，放入密閉容器充分搖晃。等到稍微變白即完成。依照個人喜好加入酒醋、醬油、胡椒、洋香菜、羅勒等亦可。

添加少量的橄欖油比無油更好

有人主張吃生菜最好選用無油的沙拉醬，但要讓身體充分吸收蔬菜的營養素，必須要有油分。一般人都認為冬天吃生菜會使身體寒冷，所以最好節制，但如果和油分一起攝取，就能預防身體寒冷。

不過，市售沙拉醬用的油可能較差，所以最好自製橄欖油沙拉醬。橄欖油是能夠建議所有血型食用的油。

此外，以適合自己血型的蔬菜打成蔬菜汁飲用，也對瘦身有幫助。

避免中毒的吃肉方法

A 型要特別注意的肉

- 牛肉
- 培根、火腿
- 豬肉
- 鴨肉
- 羔羊肉、羊肉

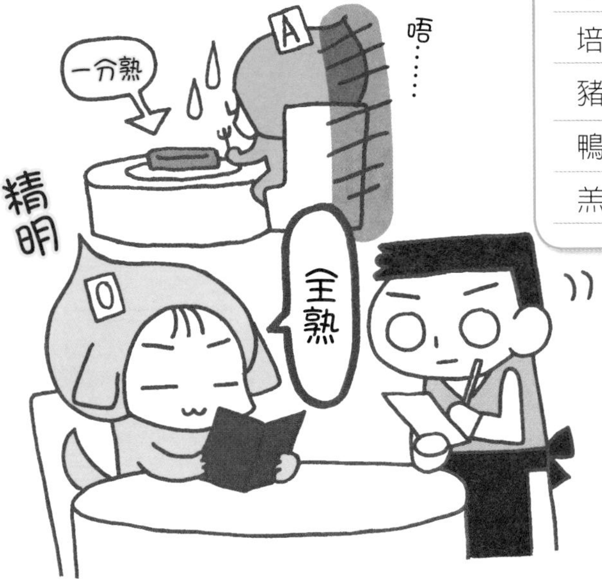

熟度最好吃全熟，不要吃一分熟

據說人體最好保持「弱鹼性」。無論哪一種血型，要塑造健康的身體，重點在於不過度偏頗地攝取「酸性」的肉或「鹼性」的蔬菜，均衡地飲食。

一般人往往覺得一分熟或五分熟的牛排較美味，但未熟透的肉可能帶有病原體，在不適合自己血型的情況下，如果沒有煮熟，就容易產生毒物反應。此外，洋香菜等會消除肉的毒素，有助於消化，所以最好一併食用。

吃甜食、喝酒的方法

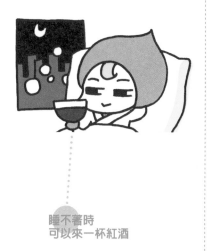

甜食一定要在飯後吃

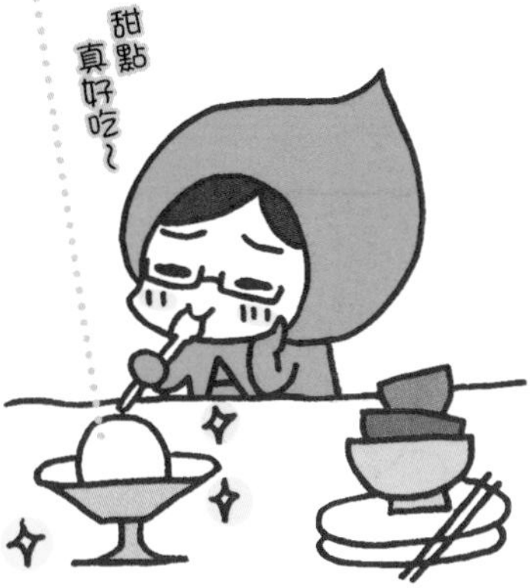

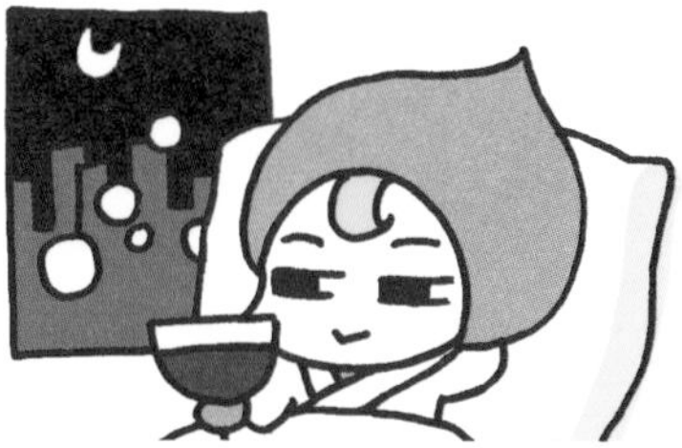

睡不著時
可以來一杯紅酒

血糖值快速上升會招來惡性循環

甜食是瘦身的敵人。一吃甜食，血糖值就會上升，暫時覺得疲勞消除，但快速上升的血糖值又會快速下降，所以會陷入又想吃甜食的惡性循環。為了避免這種惡性循環，甜食請務必在飯後吃。

此外，不熬夜、睡眠充足，能夠促進體脂肪減少，所以瘦身時要記得早睡，最好在就寢前2小時用餐完畢。再者，不易入睡的人可以在就寢前喝一杯紅酒。

實踐 2

A型小將的瘦身料理重點

適合每一種血型的烹調方法也有所不同。如果搭配適合的食材，效果會進一步提升！

Q：A型小將的瘦身料理是？

A：注意油和調味料，以日式料理為主，享受美食。

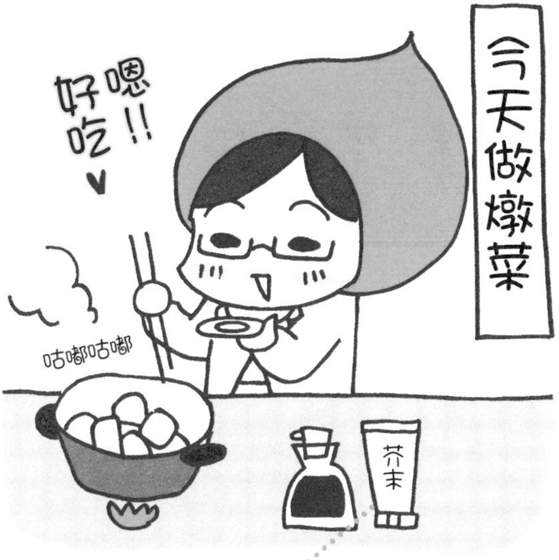

建議用醬油或芥末，
要注意避免使用胡椒或辣椒！

不要鑽牛角尖，輕鬆地以日式料理瘦身

A型小將不要鑽牛角尖，請飲食均衡，輕鬆地挑戰瘦身食譜。基本上，建議A型的食譜是日式料理。

此外，烹煮時使用的油和調味料，請注意選擇適合身體者。炒菜的油不要使用玉米油，而要使用橄欖油。而建議A型使用的調味料是醬油、芥末。請注意不要使用太多胡椒或辣椒。

A型小將的最佳「早餐」範例

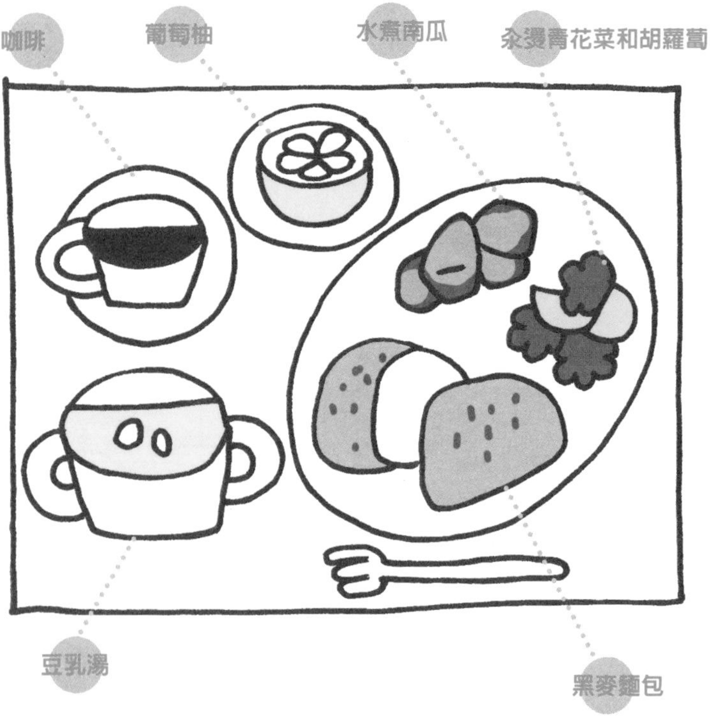
咖啡
葡萄柚
水煮南瓜
汆燙青花菜和胡蘿蔔
豆乳湯
黑麥麵包

A型小將的飲食——早餐要豐盛，晚上要節制

A型的飲食重點是——早上要以蛋白質為主，充分吃飽；晚餐不要吃得太豐盛，而且要巧妙地攝取適合A型的食材。

舉例來說，建議以黑麥麵包代替吐司，以豆漿代替牛奶。肉類盡量選擇使用雞肉的菜色，請一定要吃魚。每餐也可以吃水果當作甜點。

而蔬菜除了生吃之外，最好煮熟或涼拌食用。搭配適合A型體質的豆類製成的沙拉，也對瘦身有效。

O型小將的最佳「午餐」範例

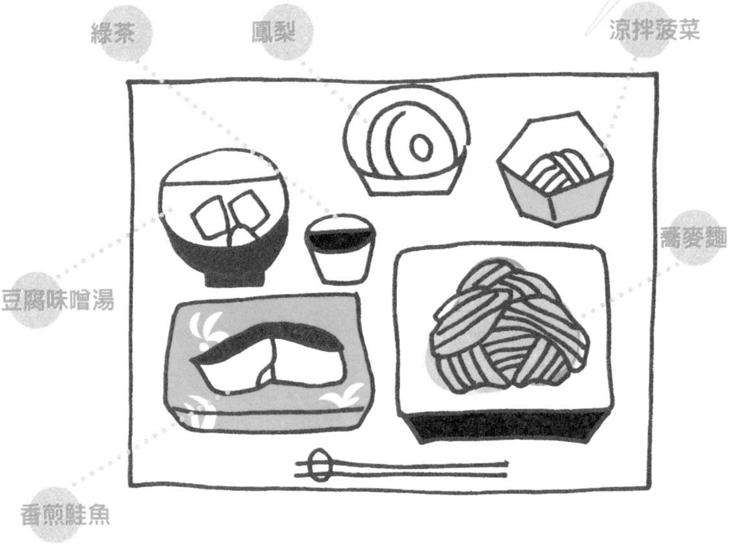
綠茶
鳳梨
涼拌菠菜
蕎麥麵
豆腐味噌湯
香煎鮭魚

A型小將的最佳「晚餐」範例

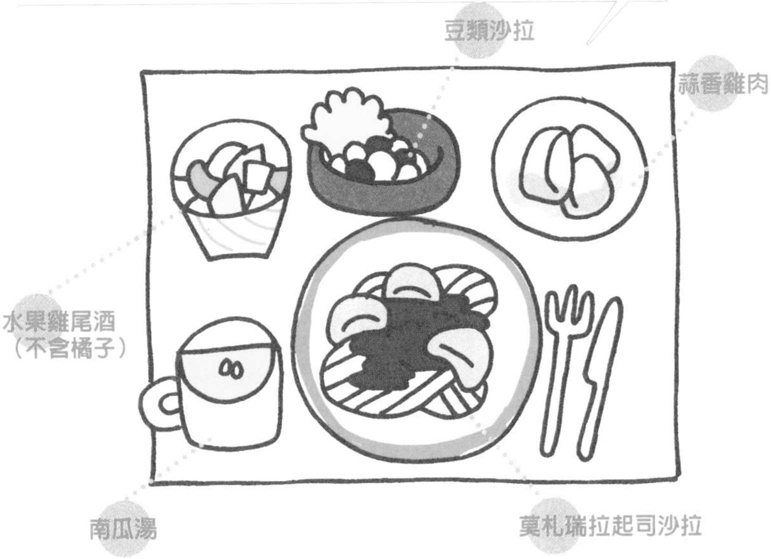
豆類沙拉
蒜香雞肉
水果雞尾酒
（不含橘子）
南瓜湯
莫札瑞拉起司沙拉

Q：A型小將的點心是？

A：少量多餐，防止一餐大量進食。

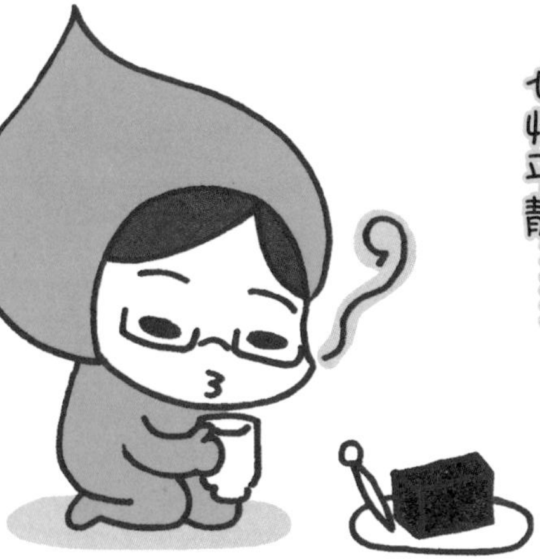

實踐 3

A型小將「易發胖」的點心

一般人認為瘦身時嚴禁點心，但「血型瘦身術」可以吃點心！在此，介紹如何巧妙地吃點心。

建議以水果和豆漿作為點心

建議A型小將不要一餐吃太多，而是巧妙地吃點心，增加進食的次數。不過，請少吃使用易發胖食材的甜點。尤其是使用乳製品——奶油類的甜點或使用麵粉的甜點，要注意別吃太多。

此外，水果也很好。除了易發胖的水果之外，喝100％的純果汁也很有效。

建議積極攝取的點心

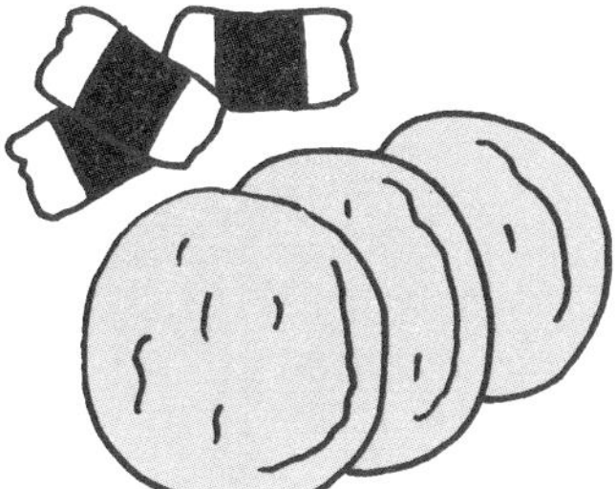

↓ 紅豆湯圓

↑ 仙貝

↓ 水果乾蛋糕

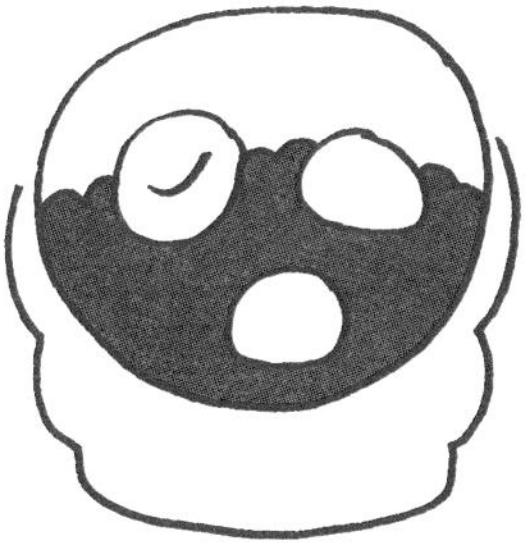

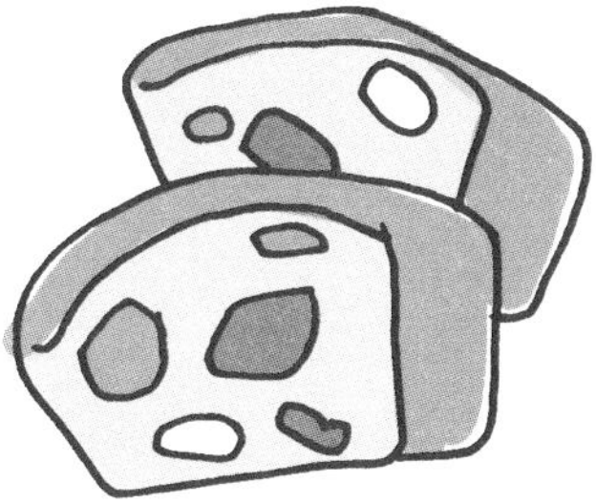

建議的組合一覽表

點心		飲料
紅豆湯圓	+	綠茶
水果乾蛋糕	+	咖啡
法式可麗餅	+	豆漿
麻糬	+	綠茶
仙貝	+	綠茶

實踐 4

A型小將「不易發胖」的外食

外食容易攝取過多熱量，但有時也必須滿足一下自己的口腹之慾。不過，要對選菜下一番功夫。

Q：A型小將的外食重點是？

A：只要選對菜色，外食也OK！

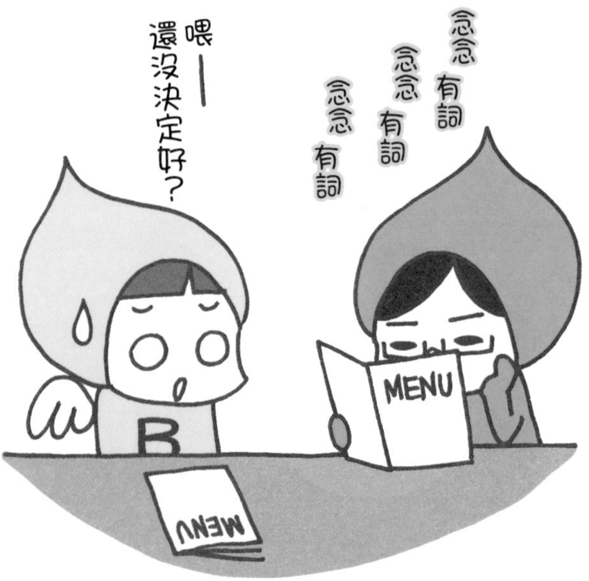

外食的原則也一樣，要選擇有益身體的食材

外食的時候，常常很難隨心所欲地選擇食材。可是，不必變得神經質。這種瘦身術並沒有嚴格到「一天破功就算失敗」。就算有一、兩天吃了不適合體質的食物，之後幾天以適合體質的食物為主就行了。不必嚴格地限制自己，試圖排除所有不適合體質的食物，而是均衡飲食，慎選菜色。

如果不知道該吃什麼，就選這些吧！

義大利菜

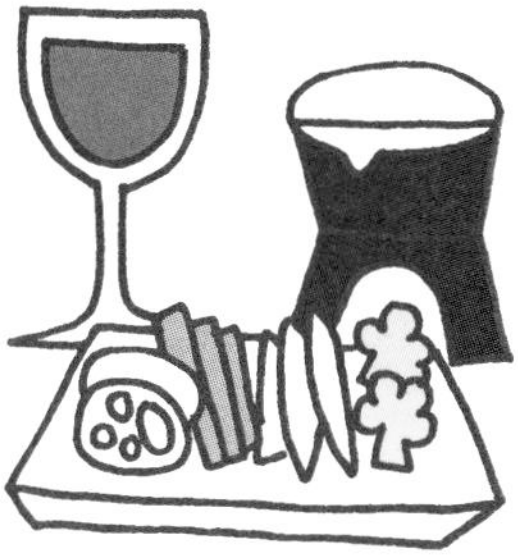

蒜香鯷魚醬沙拉和紅酒

盡量避免肉類和乳製品，
記得選擇以蔬菜為主的菜色。

漢堡店

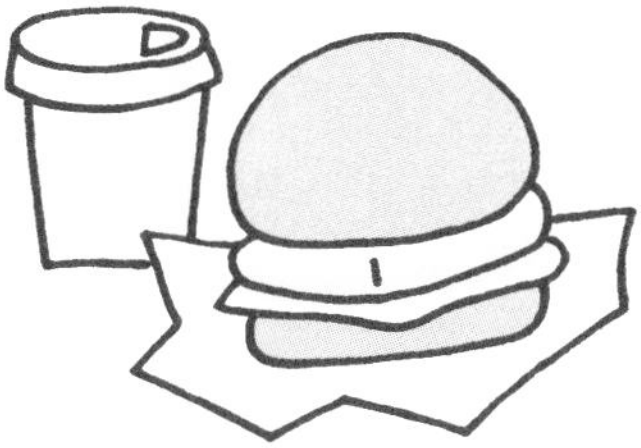

鱈魚堡和熱咖啡

因為不適合吃牛肉、豬肉，所以選擇魚。
選擇雞肉漢堡也很 OK！

居酒屋

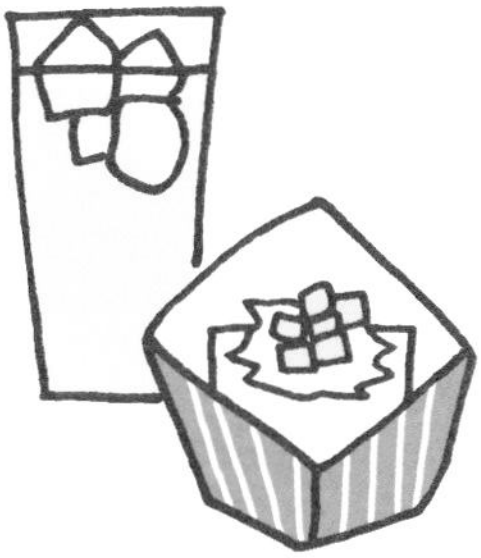

凍豆腐和綠茶燒酒

黃豆製品是營養的食材。
燒酒不適合，所以摻綠茶，節制一點。

中華料理

雞肉料理和紅酒

選擇適合 A 型體質的雞肉，
搭配紅酒一起食用。

加薑，促進代謝！

雞肉酸辣湯

以適合 A 型體質的豆腐和雞胸肉，煮成能夠補充蛋白質的酸味湯品。以太白粉勾芡也很好喝。

這些是適合 A 型的食材！

- 雞胸肉
- 豆腐
- 薑

84 Kcal / 1 人份

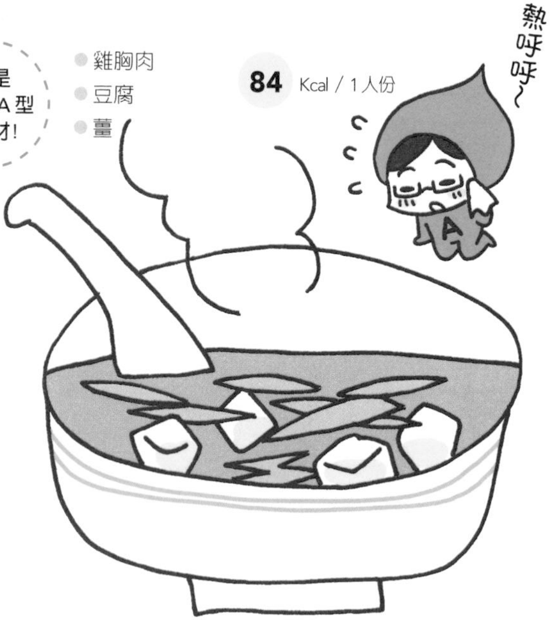

材料 (2 人份)

雞胸肉……1 片
蔥……1/4 根
香菇……50g
豆腐……1/4 塊
薑……1 小塊
水……400cc
雞骨高湯粉……1 大匙
酒……1/2 大匙
醬油……1/2 大匙
醋……1 大匙

做法

1. 雞胸肉去筋，切成一口大小。
2. 蔥斜切成細絲。香菇也切絲。
3. 豆腐切成骰子狀，薑切絲。
4. 將水和雞骨高湯粉加入鍋裡，水滾之後，放進薑和雞胸肉。去除浮沫。
5. 將蔥、香菇加入 4，煮軟之後，加入豆腐。加入酒、醬油、醋調味後盛入容器。

連老饕也讚不絕口的濃稠起司！

莫札瑞拉起司雞排佐洋香菜醬汁

適合 A 型的體質，使用脂肪少的雞胸肉的瘦身菜單。
透過洋香菜的排毒效果，使身體變輕盈！

這些是適合 A 型的食材！

- 雞胸肉
- 莫札瑞拉起司
- 大蒜
- 洋香菜
- 橄欖油

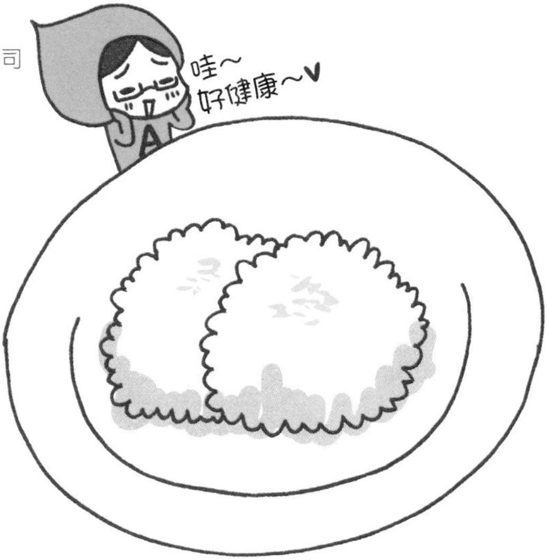

221 Kcal / 1 人份

材料 (2 人份)

雞胸肉……4 片
莫札瑞拉起司……2 片
麵包粉……2 大匙
大蒜……1 瓣
洋香菜末……1 大匙
橄欖油……2 大匙
鹽……少許
胡椒……少許
醬油……1 小匙

做法

1. 雞胸肉去筋，以菜刀拍打。撒上鹽、胡椒搓揉。
2. 將 1 分成 2 等份，包進莫札瑞拉起司，撒滿麵包粉。
3. 以菜刀將大蒜拍扁，和橄欖油一起放進平底鍋炒，爆香大蒜。
4. 將 2 放進 3 的平底鍋，兩面煎至焦黃後盛盤。
5. 將洋香菜末和醬油加入 4 的平底鍋，製作醬汁，淋在 4 後即完成。

香味十足的醬汁令人食指大動！

醬炒雞肉蔬菜

建議沒有食慾的人，以添加大蒜、蔥、薑的醬汁，增添食慾。把雞腿肉換成雞胸肉或魚，降低熱量也很讚。

這些是適合 A 型的食材！

- 雞腿肉
- 青花菜
- 蕪菁
- 胡蘿蔔
- 大蒜
- 薑
- 橄欖油

254 Kcal / 1 人份

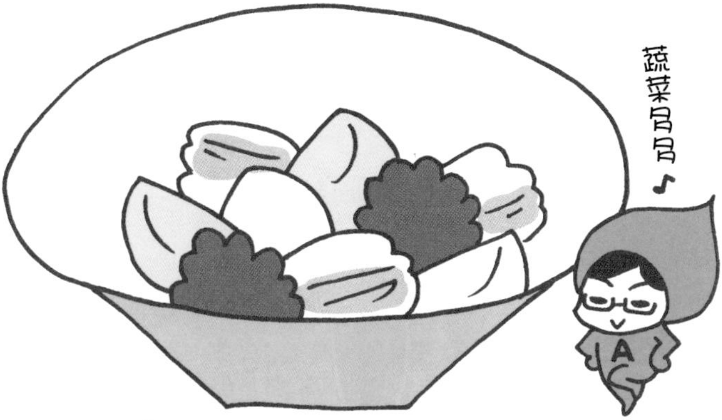

材料（2 人份）

雞腿肉……1 片
青花菜……1/4 顆
蕪菁（附葉子）……1 個
胡蘿蔔……1/2 根
醬汁
　蔥……10cm
　醬油……2 大匙
　酒、砂糖……各 1 大匙
　大蒜……1 瓣
　胡椒……少許
橄欖油……1 大匙
鹽……少

做法

1. 雞腿肉切成一口大小，兩面撒鹽。
2. 青花菜切開成一朵朵，稍微以鹽水汆燙。
3. 蕪菁的根削皮，以半月形切法切成 8 等份。蕪菁的葉子切成 3 cm 寬。胡蘿蔔以滾刀切成不規則的塊狀。
4. 大蒜、薑、蔥切碎，放進料理碗，加入醬油、酒、砂糖，製作醬汁。
5. 將橄欖油倒進平底鍋加熱，鍋子熱了之後，放入雞腿肉，兩面煎至焦黃。
6. 將蔬菜全部放進 5 的平底鍋，整體裹上油之後，順著鍋邊加入醬汁拌炒。醬汁融入整體之後，關火盛入容器。

以適合身體的沙丁魚為主菜

醃漬沙丁魚

沙丁魚富含 DHA、EPA、不飽和脂肪酸等有益身體的成分。加入滿滿 1 大匙橄欖油，提升蔬菜的營養吸收率！

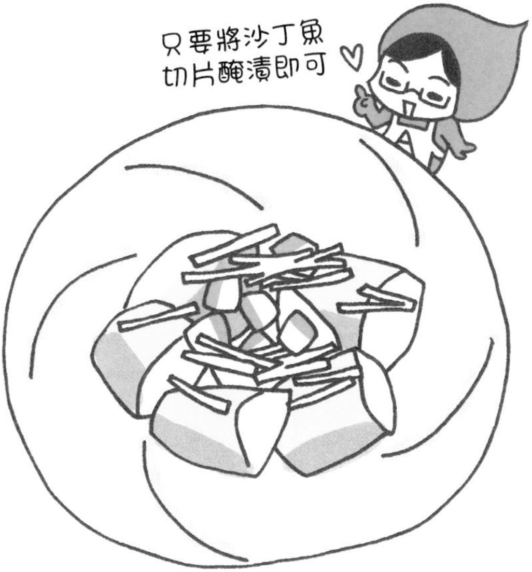
只要將沙丁魚
切片醃漬即可

這些是適合 A 型的食材！

- 沙丁魚
- 胡蘿蔔
- 橄欖油

179 Kcal./ 1 人份

材料（2 人份）

沙丁魚（生魚片等級）……2 條
胡蘿蔔……5cm
小黃瓜……1/2 根
洋蔥……1/6 顆
鹽……少許
醃醬
　醋……1 大匙
　醬油……1/2 小匙
　鹽、胡椒……少許
　橄欖油……1 大匙

做法

1. 將每條沙丁魚切成三片，撒鹽靜置 20 分鐘左右備用。
2. 胡蘿蔔切絲，小黃瓜切成 8mm 塊狀。洋蔥切碎，抹鹽泡水。
3. 將 1 的沙丁魚以 1 大匙醋加水 50cc（分量另計）清洗，擦乾水分。去除大骨和皮，切成一口大小。
4. 混合醋、醬油、鹽、胡椒、橄欖油，加入 2 的洋蔥，製作醃醬。
5. 將 3 的沙丁魚盛盤，淋上 4 的醃醬，再撒上胡蘿蔔和黃瓜即完成。

大量的豆腐，份量十足！

豆腐漢堡排

越攪拌越軟嫩，敬請嚐嚐！淋上醬油和洋蔥製成的調味醬也很好吃。

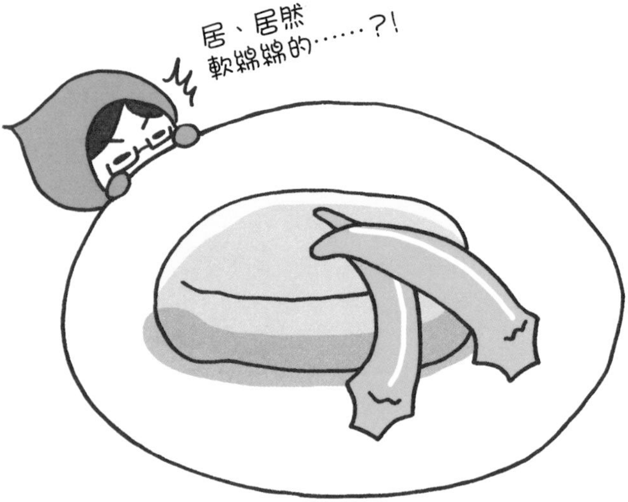

這些是適合 A 型的食材！

- 豆腐
- 雞絞肉
- 秋葵
- 薑
- 橄欖油

180 Kcal / 1 人份

材料（2 人份）

豆腐……150g
雞絞肉……100g
秋葵……2 根
薑……1 小塊
鹽……少許
胡椒……少許
醬油……1 小匙
橄欖油……1 大匙

做法

1. 豆腐放在耐熱盤上，以微波爐加熱 1 分鐘，瀝掉水分。
2. 將豆腐、雞絞肉、胡椒放進料理碗，充分攪拌。
3. 將鹽、胡椒、醬油加入 2 的料理碗，繼續攪拌，分成 2 等份，各別塑形成橢圓形。
4. 將橄欖油倒進平底鍋，將 3 的兩面煎至焦黃。
5. 將 4 的漢堡排盛盤，把以鹽水汆燙過的秋葵切半點綴。

以適合身體的食材製成的甜點

亞洲風甜點

將具有消除疲勞效果的杏子當作點心吃，補充活力！若是使用冰鎮過的紅豆，則是涼爽的甜點。

這些是適合 A 型的食材！

- 紅豆
- 越南河粉
- 杏子
- 莫札瑞拉起司

319 Kcal / 1 人份

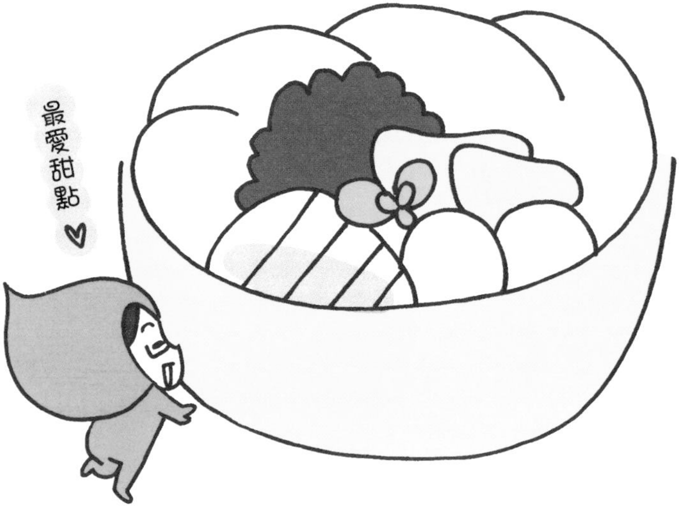

材料（2 人份）

紅豆泥……1 包
越南河粉……40g
杏子……1 顆
莫札瑞拉起司……15g
薄荷……適量

做法

1. 以鍋子加熱市售的紅豆泥。
2. 將水與河粉放入鍋中煮熟（煮的時間依河粉粗細而定，大約是 5 分鐘左右）。
3. 將 2 盛入容器，淋上 1，放上切片的杏子和莫札瑞拉起司。最後放上薄荷點綴。

Column 2

建議 A 型小將服用的營養補充品

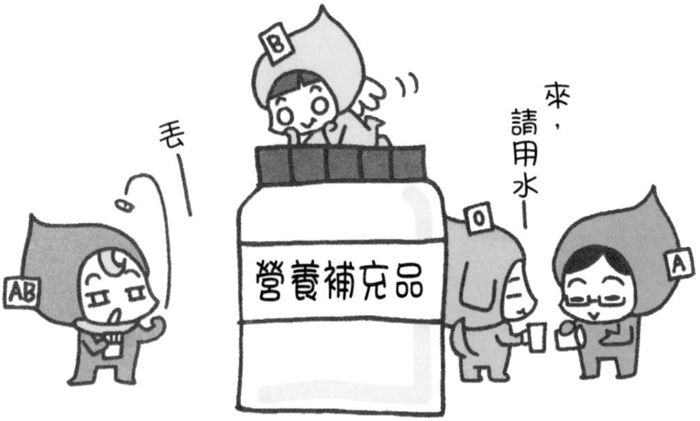

服用具有抗壓作用的營養補充品

A 型往往較為神經質，而且抗壓性弱。因此，建議服用具有抗壓作用的營養補充品。此外，為了預防 A 型小將容易罹患的癌症和心臟疾病，最好攝取維生素 E 和輔酵素Q 10 等。

最好積極攝取的營養補充品

維生素 B_{12}
↓
具有抗壓作用。富含於 A 型不適合吃的肉類，所以最好以營養補充品補給。

維生素 C
↓
具有抗壓作用，但記得要在飯後攝取，用來保護胃黏膜。

維生素 E
↓
具有預防心臟疾病和癌症的作用。

鈣質
↓
能夠從乳製品攝取，是中高年人容易缺乏的營養素，所以最好以營養補充品補給。

鐵質
↓
鐵質富含於紅肉等，尤其是女性容易缺乏。建議服用含有大量鐵質的營養補充品。

輔酵素
↓
能使血壓、血糖值、膽固醇穩定，有效預防心臟病。

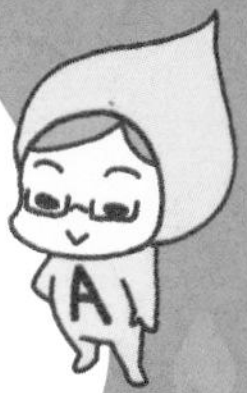

4

A 型小將的
生活習慣瘦身術

為了瘦得漂亮，除了飲食之外，重新檢視生活習慣也很重要。除了持續作息規律的生活，也可以從血型獲得更多關於健康的知識與啓發。

check!!

A型小將的生活容易變成這樣……

Life style

想按照計畫行動，
但是無法順利進行

詳見 P71

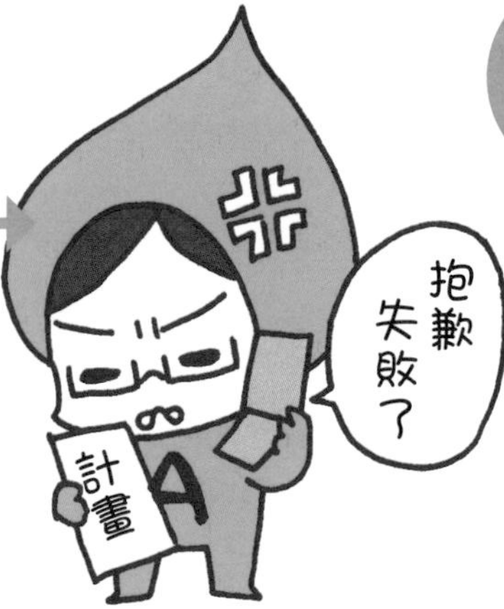
抱歉
失敗了
計畫
A

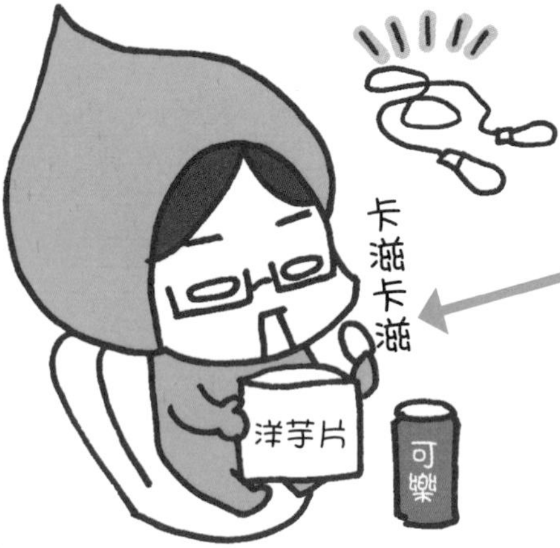
卡滋卡滋
洋芋片
可樂

Exercise

雖有試著努力，
但累了就暴飲暴食

詳見 P72

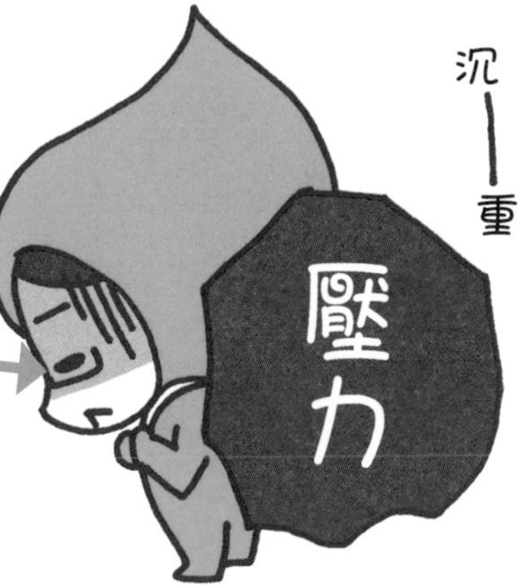
沉—重
壓力

Stress

日常生活中容易
累積壓力

詳見 P76

生活習慣 1

A型小將的瘦身生活要這樣做

習慣。說不定是受到自己血型的負面影響。

Q：A 型小將的瘦身知識？

A：睡眠充足，從早上開始活動。

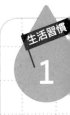

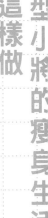

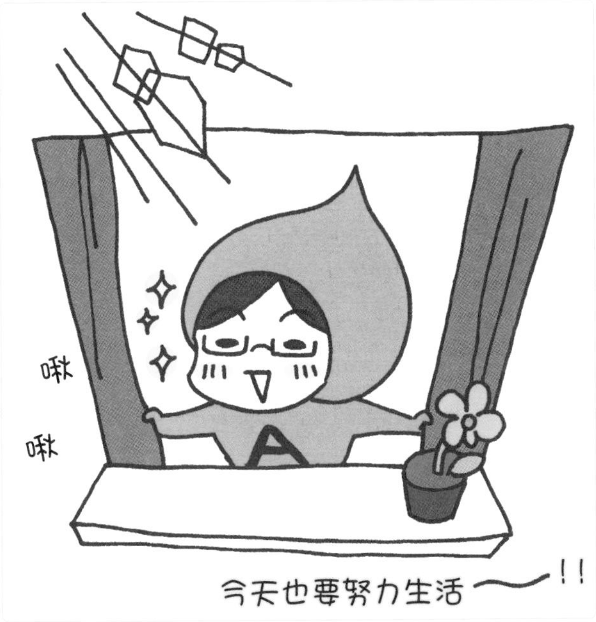

禁止大量進食，起床之後馬上活動

明明想要按照計畫生活，但是一旦受到什麼妨礙，A型往往就會失去自己的步調。請記得每天規律地生活，睡眠保持充足。此外，起床之後最好馬上展開活動。

再者，請避免太過劇烈的運動，盡量減少單次的飲食量，增加用餐次數。尤其要注意避免攝取太多砂糖、咖啡因、酒精。

Q：A型小將適合的運動是？

A：身體能夠放鬆的舒適運動。

生活習慣 2

建議A型小將做的運動

有效的運動也會依血型而有所不同。做適合自己的運動，能夠更有效率地塑造玲瓏有致的體形。

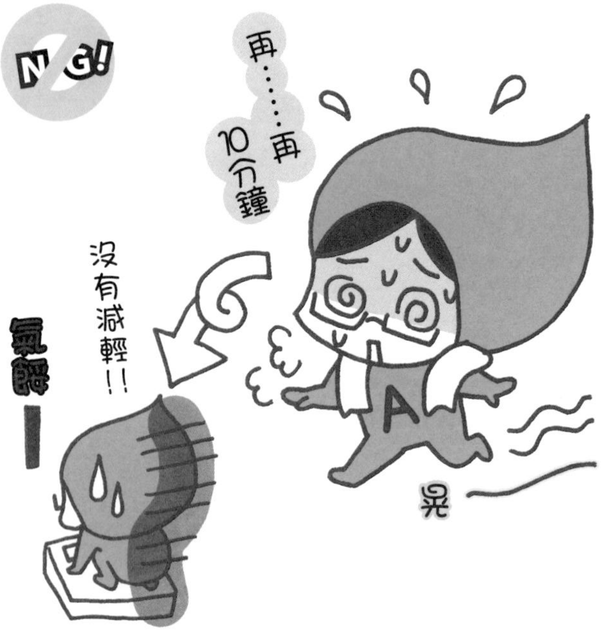
NG!
再……再10分鐘
沒有減輕!!
氣餒
晃

韌性的A型，嚴禁劇烈運動

A型的身心通常都容易累積壓力。因此，若是突然開始艱辛的運動，身體往往就會緊繃，反而不容易產生效果。A型適合做讓肌肉放鬆的舒適運動。

此外，A型個性太拚，所以運動時要記得休息。一旦身體變酸性，代謝就會變差。極度的肌肉疲勞會使身體變酸性，所以要注意。

建議A型小將做的運動！

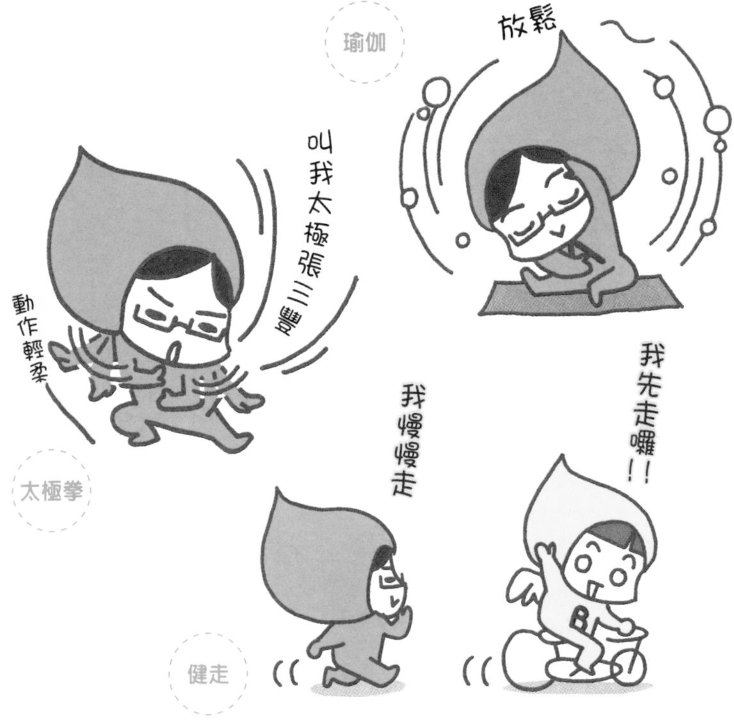
瑜伽
放鬆
叫我太極張三豐
動作輕柔
太極拳
我先走囉!!
我慢慢走
健走

做不勉強自己的舒適運動

A型適合做的運動是「瑜伽」、「太極拳」等，在優美的動作中進行的運動。兩者都有令人意想不到的艱辛部分，所以不要勉強自己，最好選擇從基礎開始的課程。

此外，打「高爾夫」也能以適度的運動量，讓身心放鬆。

再者，「健走」也是適合A型的運動。不要彎腰駝背，面向前方，縮小腹走路。跨大步伐，一面感覺大腿的肌肉、臀部的肌肉在擺動，一面擺動手臂走路，會感受顯著效果。

生活習慣 3

提高運動效果的瘦身伸展操

運動的同時，要做讓僵硬的身體放鬆的伸展操。這對所有血型都有幫助。

做伸展操燃燒脂肪，打造不易發胖的體質

若能力行適合自己血型的飲食生活，體內的細胞就會活化，逐漸排出多餘的脂肪。為了使這項機能更加活絡，要進行「腰椎運動」。

這項運動的瘦身效果卓越，是伸展關節，讓肌肉伸縮的伸展運動。這種伸展運動對於提高代謝率、塑造不易發胖的體質頗有效果。此外，也建議所有人將它作為運動前的暖身運動。

透過6個伸展動作，讓身體放鬆！

1

雙腳打開站立，慢慢向前彎曲

雙腳張得稍微比肩寬更寬，從站立的狀態，慢慢向前彎曲。

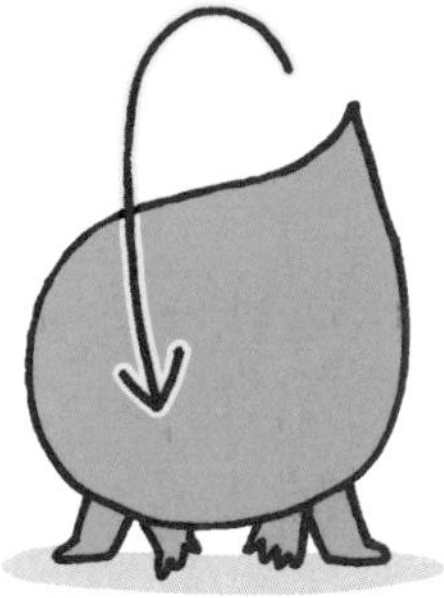

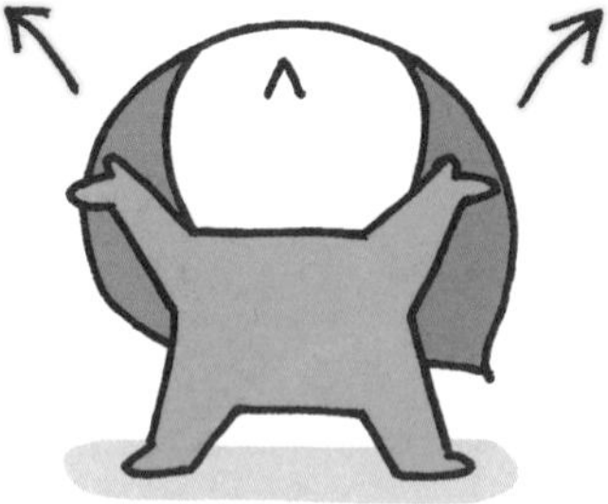

2

雙手向上，身體向後仰

從 1 的狀態，直接慢慢舉起雙手，將身體盡量向後仰。

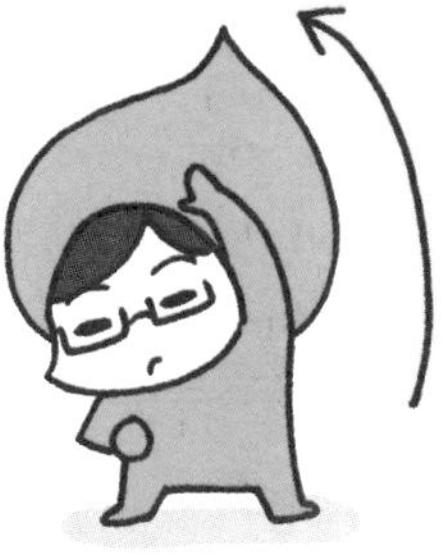

3

舉起單手，彎向一旁

一隻手扠腰，另一隻手舉起貼耳，直接將身體傾向一旁。換另一邊重覆動作。

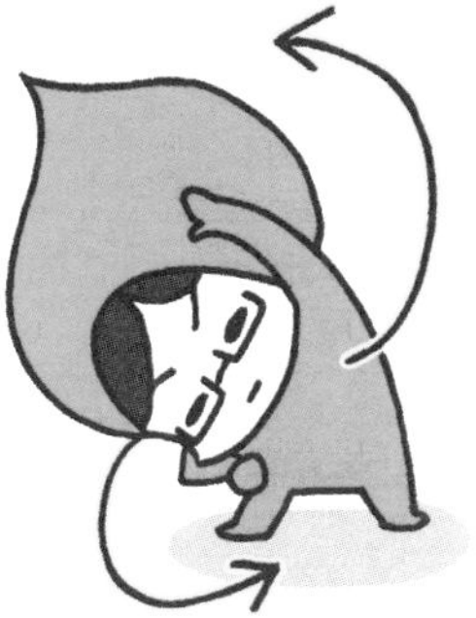

4

扭腰，身體傾向斜前方

一隻手扠腰，另一隻手舉起貼耳。手扠腰那一邊的腰部向前 45 度扭動，同時身體傾向斜前方。換另一邊重覆動作。

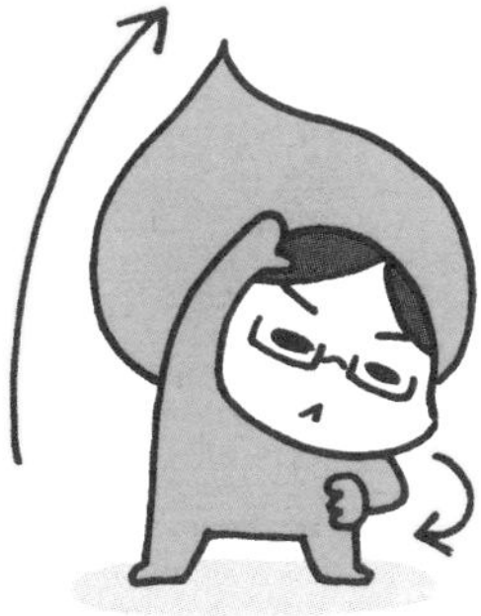

5

扭腰，身體傾向斜後方

一隻手扠腰，另一隻手舉起貼耳。手扠腰那一邊的腰部向後 45 度扭動，同時身體傾向斜後方。換另一邊重覆動作。

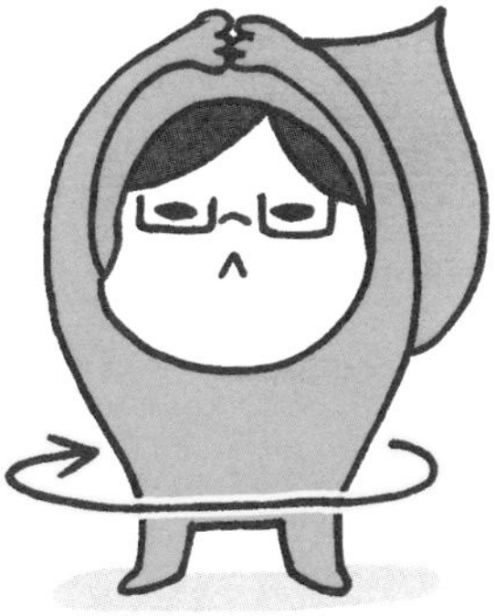

6

上半身左右扭轉

雙手在頭頂交握，上半身向右扭轉。換另一邊重覆動作。

生活習慣 4

A型小將消除壓力的方法

壓力是瘦身的敵人。血型也是妥善消除壓力的關鍵。首先，要弄清自己的壓力型態。

Q：A型小將會如何感到有壓力？

A：身心都容易累積壓力。

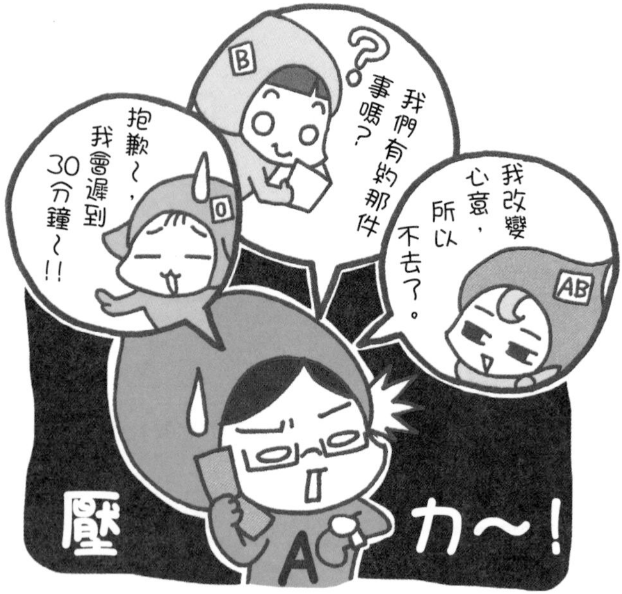
我們有約那件事嗎？
抱歉～，我會遲到30分鐘～!!
我改變心意，所以不去了。
壓力～！

瘦身的敵人是三種壓力

壓力分成「化學性壓力」、「結構性壓力」、「精神性壓力」。而這三種壓力，正是「瘦身的敵人」。

「化學性壓力」是因為構成身體的化學成分失衡所引發。如果吃下不適合身體的食物，「化學性壓力」就會在不知不覺間累積，造成身體不適和肥胖。先前按照血型介紹的飲食方法，可以消除這種壓力。

建議A型小將採用的消除壓力法

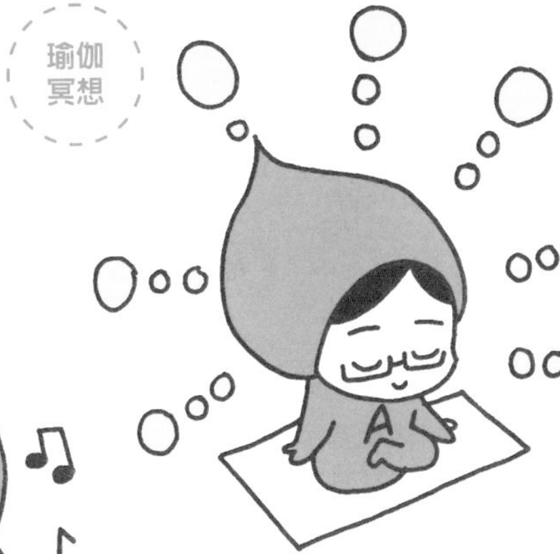

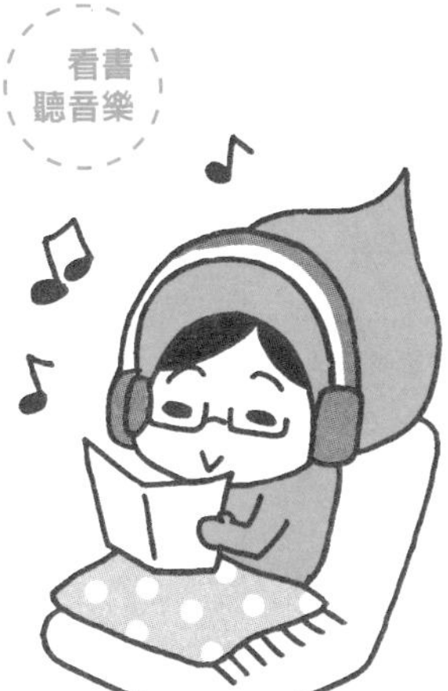

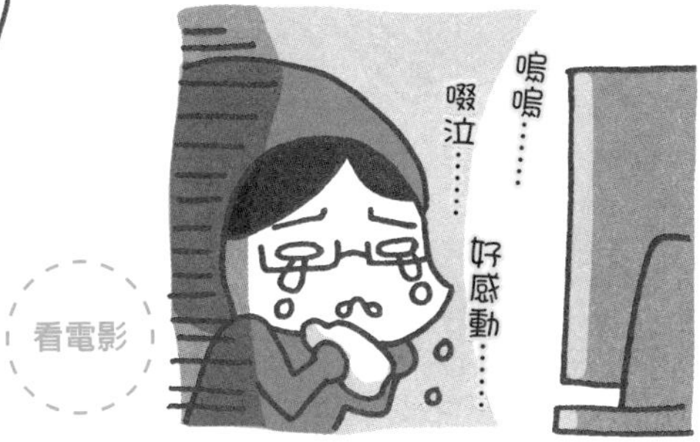

消除精神性壓力是瘦身成功的關鍵

第二種「結構性壓力」是源自於閃到腰或頸部鞭抽症等，骨頭或肌肉等結構失衡。透過伸展操塑造正確的姿勢，能夠有效預防。

第三種「精神性壓力」是產生自人際關係或生活中感覺到的焦躁或壓力。這種壓力可以透過運動或嗜好有效地消除。尤其A型在個性上、體質上是容易累積壓力的類型，請盡量擁有在自己房間裡的沉靜時間。做瑜伽、看書、聽音樂，都是有效的放鬆方法。

Column 3 小將們的瘦身發表會

1

A 型小將

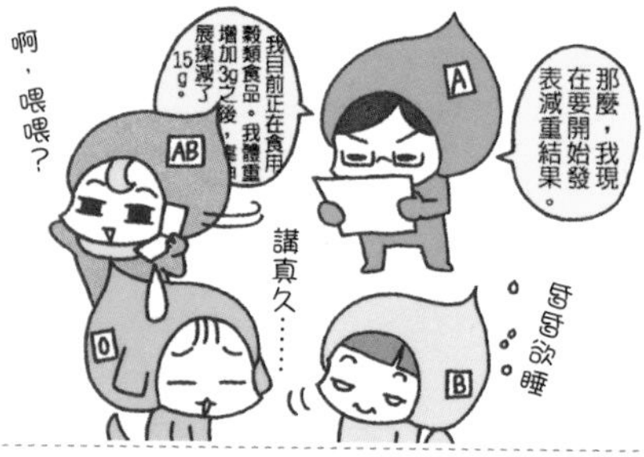
那麼，我現在要開始發表減重結果。
我目前正在食用穀類食品。我體重增加3g之後，晨操減了15g。
啊，喂喂？
講真久……
昏昏欲睡

2

B 型小將

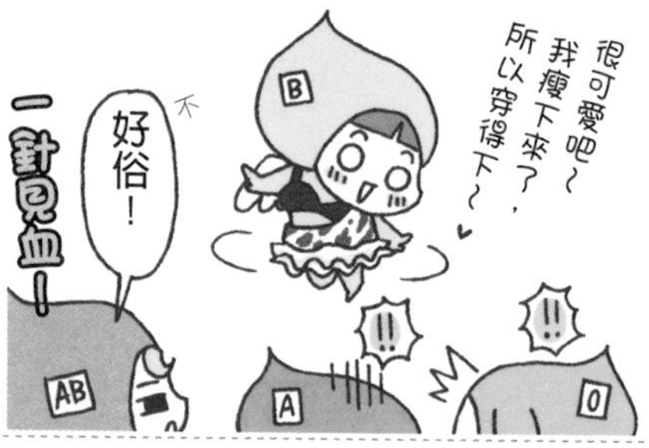
很可愛吧～我瘦下來了，所以穿得下～
好俗！
不
一針見血！
!!
!!

3

O 型小將

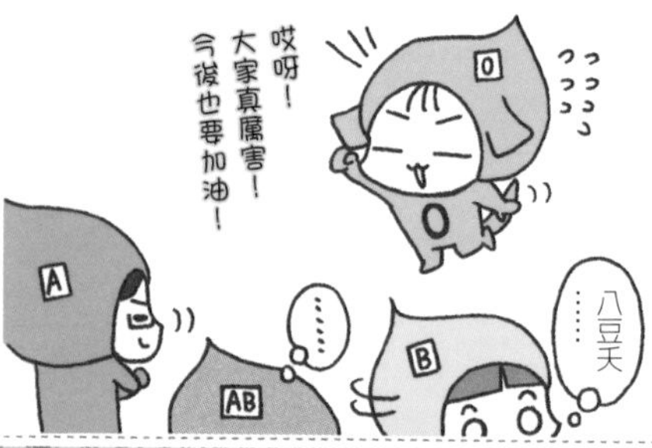
哎呀！大家真厲害！今後也要加油！
……
……
八豆夭

4

A B型小將

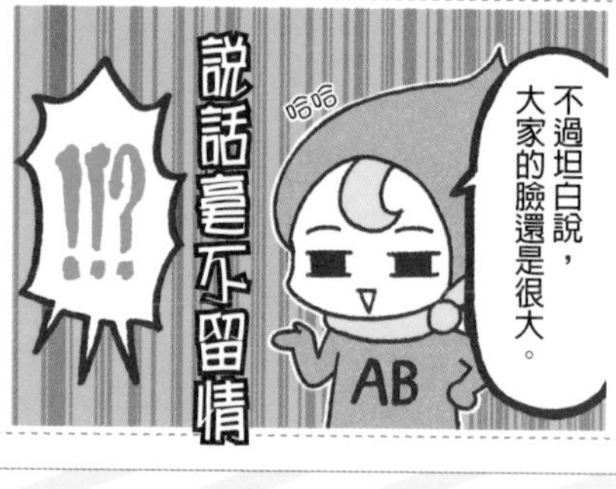
不過坦白說，大家的臉還是很大。
哈哈
說話毫不留情
!!?

瘦身成功

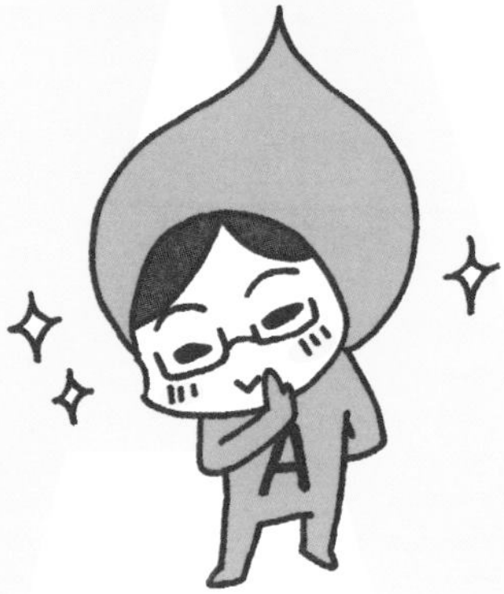

A型小將輕盈瘦身術

作　者—中島旻保
譯　者—張智淵
責任編輯—林巧涵
執行企劃—張燕宜
美術設計—林家琪
校　對—洪麗雲
董事長—趙政岷
總經理—
總編輯—余宜芳
副總編輯—丘美珍
出版者—時報文化出版企業股份有限公司
10803台北市和平西路三段二四〇號四樓
發行專線—（〇二）二三〇六—六八四二
讀者服務專線—〇八〇〇—二三一—七〇五．（〇二）二三〇四—七一〇三
讀者服務傳真—（〇二）二三〇四—六八五八
郵撥—一九三四四七二四時報文化出版公司
信箱—台北郵政七九～九九信箱
時報悅讀網—http://www.readingtimes.com.tw
電子郵件信箱—ctliving@readingtimes.com.tw
第一編輯部臉書—http://www.facebook.com/readingtimes.fans
流行生活線臉書—https://www.facebook.com/ctgraphics
法律顧問—理律法律事務所　陳長文律師、李念祖律師
印　刷—盈昌印刷有限公司
初版一刷—二〇一四年五月十六日
定　價—新台幣一四九元
行政院新聞局局版北市業字第八〇號

KETSUEKIGATA DAIETTO A-GATA SAN DIET
By NAKASHIMA Fumiyasu

Originally published in Japan by KAWADE SHOBO SHINSHA LTD. Publishers, Tokyo.
Chinese (in complex character only) translation rights arranged with
KAWADE SHOBO SHINSHA LTD. Publishers, Japan
through THE SAKAI AGENCY and BARDON-CHINESE MEDIA AGENCY.

Illustration: Chie Asai
Book Design: Erika Ito (Lilac)
Content DTP/Design: Akiko Nagasue (Lilac)
Recipe Supervisor: Honami Ueno
Editorial Cooperation: K-Writer's Club
Mayuko Kosaka

A 型小將輕盈瘦身術 / 中島旻保著；
張智淵譯. -- 初版. -- 臺北市：
時報文化, 2014.05
譯自：A 型さんダイエット

ISBN 978-957-13-5967-0（平裝）

1. 健康飲食 2. 血型 3. 減重 4. 健康法

411.3　　103008481